全国中医药专业技术资格考试
中医内科专业(中级)押题秘卷

《全国中医药专业技术资格考试中医内科专业(中级)押题秘卷》编委会 编

中国中医药出版社
·北 京·

图书在版编目（CIP）数据

全国中医药专业技术资格考试中医内科专业（中级）押题秘卷/《全国中医药专业技术资格考试中医内科专业（中级）押题秘卷》编委会编．—北京：中国中医药出版社，2018.12
全国中医药专业技术资格考试通关系列
ISBN 978-7-5132-5290-4

Ⅰ.①全… Ⅱ.①全… Ⅲ.①中医内科学-资格考试-习题集 Ⅳ.①R25-44

中国版本图书馆CIP数据核字（2018）第235323号

中国中医药出版社出版
北京市朝阳区北三环东路28号易亨大厦16层
邮政编码　100013
传真　010-64405750
山东临沂新华印刷物流集团有限责任公司印刷
各地新华书店经销

开本 787×1092　1/16　印张 8.5　字数 207千字
2018年12月第1版　2018年12月第1次印刷
书号　ISBN 978-7-5132-5290-4
定价　39.00元
网址　www.cptcm.com

答 疑 热 线　010-86464504
购 书 热 线　010-89535836
维 权 打 假　010-64405753

微信服务号　zgzyycbs
微商城网址　https://kdt.im/LIdUGr
官方微博　http://e.weibo.com/cptcm
天猫旗舰店网址　https://zgzyycbs.tmall.com

如有印装质量问题请与本社出版部联系（010-64405510）
版权专有　侵权必究

使用说明

为进一步贯彻国家人力资源和社会保障部、卫生健康委及国家中医药管理局关于全国卫生专业技术资格考试的有关精神，进一步落实中医药专业技术资格考试的目标要求，国家中医药管理局人事教育司委托国家中医药管理局中医师资格认证中心颁布了最新版《全国中医药专业技术资格考试大纲》。

为了配合新大纲的实施，帮助考生顺利通过考试，我们组织高等中医药院校相关学科的优秀教师团队，依据新大纲编写了相应的《全国中医药专业技术资格考试通关系列丛书》。

本书含3套标准试卷，按照最新版大纲的要求编写，根据历年真卷筛选出易考易错题，通过对历年真卷考点分布的严格测算进行设计，力求让考生感受最真实的全国中医药专业技术资格考试命题环境，使考生在备考时和临考前能够全面了解自身对知识的掌握情况，做到查缺补漏、有的放矢。同时供考生考前自测，通过练习熟悉考试形式、掌握考试节奏、适应考试题量、巩固薄弱环节，确保考试顺利通过。

目　录

- 中医内科专业（中级）押题秘卷（一）（共41页）
- 中医内科专业（中级）押题秘卷（二）（共41页）
- 中医内科专业（中级）押题秘卷（三）（共41页）

试卷标识码:

全国中医药专业技术资格考试

中医内科专业（中级）押题秘卷（一）

考试日期： 年 月 日

考生姓名：＿＿＿＿＿＿

准考证号：＿＿＿＿＿＿

考　　点：＿＿＿＿＿＿

考 场 号：＿＿＿＿＿＿

中医内科专业(中级)押题秘卷(一)基础知识

一、A 型题（单句型最佳选择题）

答题说明

以下每一道考题下面有 A、B、C、D、E 五个备选答案。请从中选择一个最佳答案。

1. 下列属相侮传变的是
   A. 心病及肝
   B. 心病及肺
   C. 心病及脾
   D. 心病及肾
   E. 肾病及心

2. 五行相克的关系中,火的所不胜是
   A. 木
   B. 火
   C. 金
   D. 水
   E. 土

3. 从冬至春及夏的气温变化,说明阴阳之间的关系是
   A. 阴阳平衡
   B. 互根互用
   C. 消长平衡
   D. 相互转化
   E. 交感互藏

4. 水谷精微的转输布散主要依赖的脏腑功能是
   A. 胃主腐熟
   B. 小肠主受盛化物
   C. 脾主运化
   D. 肝主疏泄
   E. 肾阳主温煦

5. 下列五脏配合关系中,被称为"水火既济"的是
   A. 心、肾
   B. 心、肝
   C. 心、脾
   D. 肺、肾
   E. 脾、肾

6. 血府指的是
   A. 脉
   B. 心
   C. 肝
   D. 脾
   E. 冲脉

7. 气化指的是
   A. 气能化水,水又能化为气
   B. 气的温煦作用使水化为气
   C. 气的升降出入运动
   D. 气能生血,血又能生气
   E. 体内津、气、血、精等物质各自的新陈代谢及相互转化

8. 十二经脉中足太阴脾经在肢体的循行部位是
   A. 下肢外侧中线
   B. 下肢内侧中线
   C. 下肢内侧后线
   D. 下肢外侧前线
   E. 下肢内侧前线

9. 痰阻于胃可见的症状是
   A. 喘咳咳痰
   B. 胸闷心悸
   C. 恶心呕吐
   D. 半身不遂
   E. 眩晕昏冒

10. 正气的强弱与何因素有关
    A. 与气候变化有关

B. 与工作环境有关
C. 与精神状态有关
D. 与居住的地域条件有关
E. 与情志变化有关

11. 下列不属于内风的是
   A. 肝阳化风
   B. 阴虚风动
   C. 风邪袭表
   D. 血燥生风
   E. 血虚生风

12. 气虚患者,复感外邪,应采用的治疗原则是
   A. 治其标
   B. 治其本
   C. 标本兼治
   D. 先治标后治本
   E. 先治本后治标

13. 药用五味分阴阳,属阳的是
   A. 辛、甘、淡
   B. 酸、苦、咸
   C. 辛、甘、苦
   D. 辛、甘、酸
   E. 辛、咸、淡

14. 据《素问·阴阳应象大论》所述"浊阴"在人体内的分布是
   A. 五脏、下窍、六腑
   B. 四肢、五脏、六腑
   C. 六腑、上窍、腠理
   D. 腠理、四肢、五脏
   E. 腠理、下窍、五脏

15. 《灵枢·百病始生》认为邪中人出现"洒淅喜惊",为邪传舍于
   A. 经脉
   B. 络脉
   C. 冲脉

D. 皮肤
E. 腧穴

16. "太阳病发汗,汗出不解,其人仍发热,心下悸,头眩,身动,振振欲擗地者"主之以
   A. 桂枝去桂加茯苓白术汤
   B. 苓桂术甘汤
   C. 附子汤
   D. 茯苓甘草汤
   E. 真武汤

17. 根据原文,下列哪一项不属于柴胡桂枝干姜汤证
   A. 渴而不呕
   B. 小便不利
   C. 但头汗出
   D. 胸胁满微痛
   E. 烦躁不得眠

18. 不属于厥阴病提纲证的是
   A. 消渴
   B. 饥而不欲食
   C. 气上撞心
   D. 下利不止
   E. 心中疼热

19. 根据原文"蒸蒸发热者"当用的方药是
   A. 桂枝汤
   B. 白虎汤
   C. 调胃承气汤
   D. 小承气汤
   E. 栀子豉汤

20. 《金匮要略》指出痉病的主脉是
   A. 脉浮而弦
   B. 脉浮而缓
   C. 脉沉而细
   D. 脉紧而弦
   E. 脉沉而数

21.《金匮要略》论治血痹"阴阳俱微"的方剂是
A. 薯蓣丸
B. 肾气丸
C. 黄芪桂枝五物汤
D. 天雄散
E. 小建中汤

22. 麻黄杏仁薏苡甘草汤所治湿病的表现是
A. 湿家身烦疼
B. 风湿一身尽疼,发热,日晡所剧者
C. 湿家,身疼发热,面黄而喘,头痛鼻塞而烦,脉大,自能饮食
D. 风湿相搏,身体疼烦,不能自转侧,不呕不渴,脉浮虚而涩
E. 风湿相搏,骨节疼烦掣痛,不得屈伸,近之则痛剧,汗出短气,小便不利,恶风不欲去衣,或身微肿

23. 温病热闭心包证的临床表现是
A. 灼热神昏,皮肤黏膜出血
B. 昏愦不语,汗多气短,脉细无力
C. 身体灼热,昏谵或昏愦,舌蹇肢厥,舌绛鲜泽
D. 身热夜甚,心烦不寐,舌红绛
E. 神昏或表情淡漠,甚则谵语乱言

24. 下列哪一组症状不属于湿温湿遏卫气证的表现
A. 身热不扬,午后较显
B. 头重如裹,身重肢倦
C. 寒热往来,身痛有汗
D. 胸闷脘痞,口不渴饮
E. 苔白腻,脉濡缓

25. 下列药物中,不属"四大怀药"的是
A. 地黄
B. 牛膝
C. 山药
D. 砂仁
E. 菊花

26. 按照药性升降浮沉理论,具有沉降性质的性味是
A. 苦,温
B. 辛,温
C. 苦,寒
D. 甘,寒
E. 咸,温

27. 具有发散作用的药味是
A. 酸
B. 苦
C. 甘
D. 辛
E. 咸

28. 表示减毒配伍关系的是
A. 相须,相使
B. 相恶,相反
C. 相畏,相杀
D. 相须,相畏
E. 相恶,相杀

29. 下列各项,不属妊娠绝对禁用药物的是
A. 麝香
B. 巴豆
C. 大戟
D. 半夏
E. 斑蝥

30. 下列各药,入汤剂用法错误的是
A. 滑石布包入汤剂
B. 琥珀入汤剂先煎
C. 钩藤入汤剂后下
D. 雷丸研末冷开水调服
E. 麝香入丸散服

31. 辛凉解表药共有的功效是
   A. 清利咽喉
   B. 清利头目
   C. 发散风热
   D. 透发麻疹
   E. 清肺止咳

32. 下列选项,不属利胆退黄药组的是
   A. 栀子、黄柏、秦艽
   B. 大黄、龙胆、苦参
   C. 郁金、虎杖、白鲜皮
   D. 垂盆草、茵陈、金钱草
   E. 柴胡、黄芩、川楝子

33. 巴豆内服剂量是
   A. 0.3~0.6g
   B. 0.7~0.9g
   C. 0.1~0.3g
   D. 0.01~0.03g
   E. 0.5~1g

34. 既能治疗风湿痹痛,又能治疗诸骨鲠咽的药物是
   A. 五加皮
   B. 桑寄生
   C. 木瓜
   D. 羌活
   E. 威灵仙

35. 芳香化湿药的主治病证是
   A. 水湿内停
   B. 水湿泄泻
   C. 湿阻中焦
   D. 湿痹拘挛
   E. 湿疹湿疮

36. 既可用于热淋、砂淋、石淋,又可用于恶疮肿毒、毒蛇咬伤治疗的药物是
   A. 泽泻
   B. 冬葵子
   C. 车前子
   D. 金钱草
   E. 猪苓

37. 乌药的归经是
   A. 肺、肝、脾、肾经
   B. 肺、脾、肾、膀胱经
   C. 肺、胃、肝、膀胱经
   D. 肝、胃、大肠、膀胱经
   E. 肝、肾、胃、小肠经

38. 既治疗肝气郁滞之胁肋作痛,又治疗食积不化的药物是
   A. 陈皮
   B. 青皮
   C. 柴胡
   D. 香附
   E. 川楝子

39. 既能消食健胃,又能回乳消胀的药物是
   A. 神曲
   B. 山楂
   C. 谷芽
   D. 麦芽
   E. 鸡内金

40. 既能杀虫消积,又能行气利水截疟的药物是
   A. 槟榔
   B. 大腹皮
   C. 苦楝皮
   D. 南瓜子
   E. 川楝子

41. 既能温经止血、散寒调经,又能安胎的药物是
   A. 桑叶
   B. 洋金花

C. 蒲黄
D. 艾叶
E. 款冬花

42. 为增强活血祛瘀药的功效,常与活血药配伍的药物是
A. 温里药
B. 理气药
C. 解表药
D. 泻下药
E. 补虚药

43. 既能活血调经、祛瘀止痛,又能凉血消痈、除烦安神的药物是
A. 丹参
B. 郁金
C. 五灵脂
D. 红花
E. 桃仁

44. 既能养心安神,又能润肠通便的药物是
A. 酸枣仁
B. 柏子仁
C. 远志
D. 龙骨
E. 夜交藤

45. 既能平肝息风、清肝明目,又能清热解毒的药物是
A. 牛黄
B. 草决明
C. 羚羊角
D. 龙胆
E. 石决明

46. 麝香内服的用量是
A. 0.03~0.1g
B. 0.3~0.6g
C. 0.1~0.2g
D. 0.002~0.004g
E. 0.001~0.003g

47. 石斛治疗的病证是
A. 肝肾亏虚,目暗不明
B. 肾虚不固,遗精遗尿
C. 阴虚津亏,虚热不退
D. 胃阴不足,热病伤津
E. 精血亏虚,肠燥便秘

48. 具有收敛止血、固精止带、制酸止痛、收湿敛疮功效的药物是
A. 瓦楞子
B. 牡蛎
C. 乌贼骨
D. 赤石脂
E. 禹余粮

49. 蟾酥具有的功效是
A. 杀虫,解毒,止痛
B. 清热,开窍醒神
C. 解毒消痈,敛疮
D. 解毒,止痛,开窍醒神
E. 消痈止痛,蚀疮

50. 外用攻毒杀虫、蚀疮去腐,内服劫痰平喘、截疟的药物是
A. 铅丹
B. 升药
C. 轻粉
D. 常山
E. 砒石

51. 产于山东的道地药材是
A. 附子
B. 薄荷
C. 细辛
D. 阿胶
E. 生地黄

52. 中药的副作用指的是
   A. 配伍不当出现的反应
   B. 药不对证出现的不良反应
   C. 达不到常规用量不能控制病情
   D. 超过常规用量时出现的不适反应
   E. 应用常规剂量时出现的与疗效无关的不适反应

53. 具有祛风解表、胜湿、止痛、止痉功效的药物是
   A. 荆芥
   B. 防风
   C. 香薷
   D. 紫苏
   E. 桂枝

54. 具有养血敛阴、平肝止痛功效的药物是
   A. 白芍
   B. 赤芍
   C. 当归
   D. 何首乌
   E. 阿胶

55. 祛湿剂属于"八法"中的
   A. 和法
   B. 消法
   C. 温法
   D. 清法
   E. 下法

56. 加减葳蕤汤组成中含有的药物是
   A. 白薇、葱白
   B. 生葱白、麦冬
   C. 细生地、薄荷
   D. 淡豆豉、金银花
   E. 生葳蕤、干地黄

57. 黄龙汤主治证的病因病机是
   A. 阳明腑实,气阴不足
   B. 阳明腑实,气血不足
   C. 阳明腑实,津液不足
   D. 热结里实,气阴不足
   E. 热结里实,津液不足

58. 生姜泻心汤的主治病证是
   A. 寒热错杂之痞证
   B. 水热互结之痞证
   C. 胃气虚弱之痞证
   D. 胃虚有热之痞证
   E. 痰热互结之痞证

59. 方药配伍寓有"火郁发之"之意的方剂是
   A. 清胃散
   B. 玉女煎
   C. 白虎汤
   D. 清营汤
   E. 犀角地黄汤

60. 清暑益气汤(《温热经纬》)组成中含有的药物是
   A. 人参、麦冬
   B. 荷梗、黄连
   C. 连翘、竹叶
   D. 知母、党参
   E. 天冬、西洋参

61. 小建中汤的君药是
   A. 白芍
   B. 饴糖
   C. 桂枝
   D. 生姜
   E. 大枣

62. 四逆汤主治证的病位是
   A. 心、肾
   B. 肝、肾
   C. 脾、肺
   D. 心、肝

E. 脾、胃

63. 下列病证,不宜使用固涩剂治疗的是
   A. 血热崩漏
   B. 肺虚久咳
   C. 肾虚遗泄
   D. 小便失禁
   E. 崩漏带下

64. 六味地黄丸原方中熟地黄与泽泻的用量比例是
   A. 2∶1
   B. 4∶3
   C. 8∶3
   D. 9∶5
   E. 10∶3

65. 下列对开窍剂使用注意事项的描述中,错误的是
   A. 中病即止
   B. 孕妇慎用
   C. 多加热煎煮
   D. 辨明闭证、脱证
   E. 辨明病性属寒、属热

66. 枳实薤白桂枝汤组成中含有的药物是
   A. 枳实、生姜
   B. 厚朴、大枣
   C. 枳实、大枣
   D. 厚朴、瓜蒌

E. 半夏、瓜蒌

67. 槐花散组成中含有的药物是
   A. 枳实
   B. 陈皮
   C. 地榆
   D. 生地黄
   E. 荆芥穗

68. 大定风珠中的"三甲"是
   A. 生龟甲、生鳖甲、煅牡蛎
   B. 生龟甲、生鳖甲、生牡蛎
   C. 生龟甲、生牡蛎、生龙骨
   D. 生鳖甲、炮山甲、生龟甲
   E. 生龙骨、生龙齿、生龟甲

69. 方药配伍寓有"金水相生"之意的方剂是
   A. 百合固金汤
   B. 参苓白术散
   C. 六味地黄丸
   D. 一贯煎
   E. 归脾汤

70. 当归拈痛汤属于
   A. 补益剂
   B. 理血剂
   C. 治燥剂
   D. 祛湿剂
   E. 泻下剂

二、B型题(标准配伍题)

答题说明

以下提供若干组考题,每组考题共用在考题前列出的A、B、C、D、E五个备选答案。请从中选择一个与问题关系最密切的答案。某个备选答案可能被选择一次、多次或不被选择。

(71~72题共用备选答案)
   A. 上午
   B. 下午
   C. 中午
   D. 前半夜
   E. 后半夜

71. 属于阳中之阳的时间是
72. 属于阴中之阴的时间是

(73~74题共用备选答案)
A. 脾
B. 心
C. 肝
D. 肾
E. 肺

73. 被称为"水之上源"的脏是
74. 与血和津液生成关系最密切的脏是

(75~76题共用备选答案)
A. 上荣于目,达于周身
B. 上出息道,下走气街
C. 熏于肓膜,散于胸腹
D. 通于三焦,流行全身
E. 与血同行,环周不休

75. 元气的分布是
76. 卫气的分布是

(77~78题共用备选答案)
A. 可汗而已
B. 可吐而已
C. 可温而已
D. 可泄而已
E. 可和而已

77. "不两感于寒"的伤寒,其治疗法则为,未满三日者
78. "不两感于寒"的伤寒,其治疗法则为,已满三日者

(79~80题共用备选答案)
A. 阳明热盛,引动肝风
B. 湿与热结,滞于经脉筋隧
C. 心阴心气不足,里热内陷
D. 邪伏日久,肺胃阴液不足
E. 肾阴损伤,水不涵木

79. 温病,热盛动风主要因为

80. 温病,虚风内动主要因为

(81~82题共用备选答案)
A. 发散
B. 缓急
C. 收敛
D. 泄降
E. 软坚

81. 甘味药物具有的功能是
82. 酸味药物具有的功能是

(83~84题共用备选答案)
A. 退虚热,凉血,解暑,截疟
B. 退虚热,除疳热,清湿热
C. 清虚热,除疳热
D. 清热燥湿,泻火解毒,退虚热
E. 和解退热,疏肝解郁,升举阳气

83. 银柴胡具有的功效是
84. 胡黄连具有的功效是

(85~86题共用备选答案)
A. 燥湿健脾,祛风散寒
B. 化湿,解暑,止呕
C. 燥湿温中,除痰截疟
D. 化湿行气,温中止泻,安胎
E. 化湿行气,止呕

85. 草果具有的功效是
86. 砂仁具有的功效是

(87~88题共用备选答案)
A. 通阳散结,行气导滞
B. 散寒通阳,解毒散结,调经止痛
C. 通阳散结,疏肝解郁,宽中化痰
D. 通阳散结,燥湿化痰
E. 疏肝解郁,调经止痛,理气调中

87. 薤白具有的功效是
88. 香附具有的功效是

(89~90题共用备选答案)
A. 大补元气
B. 接续筋骨
C. 补益肺肾
D. 补脾益肾
E. 补脾养心

89. 补骨脂具有的功效是
90. 莲子具有的功效是

(91~92题共用备选答案)
A. 麻黄、桂枝
B. 麻黄、细辛
C. 桂枝、细辛
D. 干姜、细辛
E. 干姜、半夏

91. 小青龙汤中主要发挥发汗解表作用的药物是
92. 小青龙汤中主要发挥温肺化饮作用的药物是

(93~94题共用备选答案)
A. 清燥救肺汤
B. 百合固金汤
C. 炙甘草汤
D. 归脾汤
E. 生脉散

93. 治疗气阴两虚之虚劳肺痿,首选的方剂是
94. 治疗阴阳气血之心动悸、脉结代,首选的方剂是

(95~96题共用备选答案)
A. 理中丸
B. 四神丸
C. 四君子汤
D. 补中益气汤
E. 真人养脏汤

95. 治疗脾肾虚寒之久泻久痢,宜选用
96. 脾肾阳虚之五更泄泻宜选用

(97~98题共用备选答案)
A. 苇茎汤
B. 十枣汤
C. 小陷胸汤
D. 炙甘草汤
E. 枳实薤白桂枝汤

97. 可用于治疗胸痹的方剂是
98. 可用于治疗肺痈的方剂是

(99~100题共用备选答案)
A. 麻黄汤
B. 杏苏散
C. 桑杏汤
D. 桑菊饮
E. 银翘散

99. 风温初起、津伤不甚者,治宜选用
100. 外感温燥、津伤较甚者,治宜选用

一、A 型题（单句型最佳选择题）

答题说明

以下每一道考题下面有 A、B、C、D、E 五个备选答案。请从中选择一个最佳答案。

1. 大便便质黑如柏油,或便血紫黑,此出血多见于
   A. 肛裂
   B. 胃脘
   C. 内痔
   D. 直肠
   E. 外痔

2. 患者长期低热,兼颧红、五心烦热,此为
   A. 气虚发热
   B. 血虚发热
   C. 气郁发热
   D. 阴虚发热
   E. 小儿夏季热

3. 小儿囟门迟闭,骨缝不合,称为
   A. 囟陷
   B. 囟填
   C. 解颅
   D. 方颅
   E. 头小

4. 口唇呈樱桃红色者,属
   A. 脾胃充足
   B. 热盛
   C. 瘀血证
   D. 煤气中毒
   E. 虚火上炎

5. 外感热病,营分有热、气分有湿的舌象是
   A. 淡白舌,黄腻苔
   B. 红绛舌,黄燥苔
   C. 淡白胖大舌,白润苔
   D. 红绛舌,白腻苔
   E. 红绛裂纹舌,无苔

6. 吐弄舌可见于
   A. 血虚生风者
   B. 阴虚动风者
   C. 风痰阻络者
   D. 痰瘀阻滞经络者
   E. 小儿智能不全者

7. 精神抑郁、胸闷不畅时发出的长吁短声,称为
   A. 音哑
   B. 失音
   C. 瘖
   D. 鼻鼾
   E. 太息

8. 口气臭秽者,属
   A. 牙疳
   B. 口腔不洁
   C. 胃热
   D. 溃腐脓疡
   E. 龋齿

9. 脉来沉按实大弦长、坚牢不移,其主病是
   A. 阳热亢盛
   B. 亡血失精
   C. 疝气癥瘕
   D. 痰浊内停
   E. 食积内停

10. 气血大虚、阳气衰微者,其脉象是
    A. 散脉
    B. 短脉
    C. 微脉
    D. 弱脉
    E. 代脉

11. 按胸部虚里,按之动数而时有一止者,属
    A. 宗气不守
    B. 虚损劳瘵
    C. 外感热邪
    D. 饮停心包
    E. 心阳不足

12. 按腧穴诊病,太溪诊断的是
    A. 心
    B. 肝
    C. 脾
    D. 肺
    E. 肾

13. 下列哪项不是八纲的内容
    A. 阴阳
    B. 气血
    C. 表里
    D. 寒热
    E. 虚实

14. 病人恶寒重发热轻,头身疼痛,无汗,脉浮紧,此为
    A. 表实热证
    B. 表实寒证
    C. 里实热证
    D. 里实寒证
    E. 表里实寒证

15. 肢体浮肿,小便不利,腹大痞胀,舌淡胖,属
    A. 饮停胸胁证
    B. 饮留胃肠证
    C. 饮邪客肺证
    D. 水停证
    E. 痰证

16. 以气短神疲,自汗,大便、小便、经血、精液、胎元等不固为主要表现的证候是
    A. 气陷证
    B. 气逆证
    C. 气脱证
    D. 气不固证
    E. 气虚证

17. 儿童生长发育迟缓,身材矮小,囟门迟闭,智力低下,骨骼痿软,舌淡脉弱,属
    A. 肾阳虚证
    B. 肾虚水泛证
    C. 肾精不足证
    D. 肾阴虚证
    E. 肾气不固证

18. 以下哪项不是胃热炽盛证的临床表现
    A. 呕吐酸馊
    B. 胃脘灼痛
    C. 渴喜冷饮
    D. 消谷善饥
    E. 大便秘结

19. 身大热,汗大出,大渴引饮,面赤气粗,苔黄燥脉洪大,属
    A. 少阳热化证
    B. 阳明经证
    C. 阳明腑证
    D. 少阳病证
    E. 太阳病证

20. 下列哪项是下焦病证的临床表现
    A. 身热颧红
    B. 神倦耳聋
    C. 腹满便秘
    D. 手足蠕动
    E. 心憺憺大动

21. 舌尖红赤破碎属于
    A. 肝火上炎
    B. 心火上炎
    C. 肝肾阴虚,阴虚火旺

D. 风热犯肺
E. 胃火炽盛

22. 舌苔剥落不全、似有新生颗粒者为
   A. 光剥苔
   B. 花剥苔
   C. 类剥苔
   D. 地图舌
   E. 积粉苔

23. 痛处游走不定,或走窜攻痛,属于
   A. 走窜痛
   B. 绞痛
   C. 掣痛
   D. 空痛
   E. 重痛

24. 睡后易醒,不得再睡,属于
   A. 营血亏虚,心神失养
   B. 阴虚火旺,内扰心神
   C. 痰热上扰,心神不安
   D. 食滞内停,内扰心神
   E. 痰湿上蒙清窍

25. 主亡血、失精、半产漏下等病的脉象是
   A. 革脉
   B. 芤脉
   C. 散脉
   D. 弱脉
   E. 微脉

26. 与眩晕同见,对于诊断肝阳上亢证最有意义的是
   A. 头目胀痛,舌红苔黄
   B. 急躁易怒,口苦
   C. 失眠多梦
   D. 口咽干燥,潮热盗汗
   E. 腰膝酸软,头重脚轻

27. 疮疡根盘收束隆起者,属于
   A. 实证
   B. 虚证
   C. 寒证
   D. 热证
   E. 虚寒证

28. 小儿指纹透关射甲,提示
   A. 病情轻浅
   B. 病位较深
   C. 邪入脏腑
   D. 邪深病重
   E. 病多凶险

29. 下列哪项不是咯血的常见病因
   A. 肺结核
   B. 肺炎
   C. 支气管内膜结核
   D. 风湿性心脏病二尖瓣狭窄
   E. 支气管哮喘

30. 下列哪项叙述是错误的
   A. 腹壁静脉曲张可见于上腔静脉梗阻
   B. 腹壁静脉曲张可见于下腔静脉梗阻
   C. 腹壁静脉曲张可见于门静脉受阻
   D. 腹壁静脉曲张可见于脾静脉受阻
   E. 门静脉高压时在脐部可听到"营营"音

31. 咳嗽气短、咳粉红色泡沫痰,最可能的疾病是
   A. 支气管扩张
   B. 急性左心衰竭
   C. 急性支气管炎
   D. 大叶性肺炎
   E. 肺结核

32. 问诊的内容不包括
   A. 主诉
   B. 一般项目

C. 工作环境

D. 性生活情况

E. 学历情况

33. 胸骨中上段后方疼痛,向左肩部放射,最可能的疾病是
   A. 胸膜疾病
   B. 心绞痛
   C. 肋间神经病变
   D. 食管炎症
   E. 消化性溃疡

34. 发热,每天体温最高40℃,最低39℃,其热型属于
   A. 波状热
   B. 稽留热
   C. 弛张热
   D. 不规则热
   E. 间歇热

35. 下列关于蜘蛛痣的叙述,正确的是
   A. 是皮肤小动脉扩张所致
   B. 是皮肤小静脉扩张所致
   C. 多分布于下腔静脉回流区
   D. 肾上腺皮质激素增多所致
   E. 雄激素增多所致

36. 心尖部触及舒张期震颤,提示
   A. 主动脉瓣狭窄
   B. 肺动脉瓣狭窄
   C. 室间隔缺损
   D. 二尖瓣狭窄
   E. 二尖瓣关闭不全

37. 颈静脉怒张不会出现于
   A. 左心功能不全
   B. 右心功能不全
   C. 缩窄性心包炎
   D. 上腔静脉梗阻

E. 心包积液

38. 移动性浊音阳性时,说明腹水在多少毫升以上
   A. 100mL
   B. 3000mL
   C. 500mL
   D. 700mL
   E. 1000mL

39. 二尖瓣关闭不全杂音的传导方向是
   A. 向胸骨上窝传导
   B. 向背部传导
   C. 向左腋下传导
   D. 向胸骨下传导
   E. 向颈部传导

40. 腰椎间盘脱出所致的坐骨神经痛患者,下列哪种检查呈阳性表现
   A. 克匿格征
   B. 戈登征
   C. 查多克征
   D. 拉塞克征
   E. 霍夫曼征

41. 患者仰卧位时腹部呈蛙状、侧卧位时下侧腹部明显膨出,应首先考虑的是
   A. 肠麻痹
   B. 腹腔积液
   C. 肥胖
   D. 巨大卵巢囊肿
   E. 子宫肌瘤

42. 胸骨左缘第3、4肋间舒张期叹息样杂音,叩诊心界向左下扩大,其心脏浊音界外形为
   A. 梨形
   B. 球形
   C. 烧瓶状
   D. 靴形

E. 水滴状

43. 下列哪项体征可确诊幽门梗阻
   A. 肝大
   B. 脾大
   C. 上腹部压痛
   D. 振水音阳性
   E. 腹部静脉曲张

44. 类风湿性关节炎不会出现的是
   A. 关节强直
   B. 梭形关节
   C. 关节红肿
   D. 手指呈爪样
   E. 关节疼痛

45. 某患者血糖及糖耐量试验均正常,而尿糖(++),诊断应考虑为
   A. 糖尿病
   B. 肾糖阈降低
   C. 肾上腺皮质功能亢进
   D. 大量进食碳水化合物
   E. 应激性糖尿

46. 关于白细胞分类,下列说法错误的是
   A. 中性粒细胞占60%~75%
   B. 嗜酸性粒细胞占0.5%~5%
   C. 嗜碱性粒细胞占0~1%
   D. 淋巴细胞占20%~40%
   E. 单核细胞占3%~8%

47. 外周血涂片不会出现幼稚细胞的是
   A. 再生障碍性贫血
   B. 急性失血
   C. 急性化脓性感染
   D. 溶血性贫血
   E. 急性白血病

48. 动脉血氧分压的正常值是

   A. 60~80mmHg
   B. 81~85mmHg
   C. 86~90mmHg
   D. 91~94mmHg
   E. 95~100mmHg

49. 下列哪项是心肌梗死的损伤型心电图改变
   A. R波电压降低
   B. 异常Q波
   C. T波直立高耸
   D. S-T段抬高
   E. T波呈对称性

50. 反映左、右心房除极过程电位和时间变化的是
   A. P波
   B. P-R段
   C. QRS波群
   D. S-T段
   E. T波

51. 关节病变的基本X线表现不包括
   A. 骨折
   B. 关节脱位
   C. 关节肿胀
   D. 关节强直
   E. 关节退行性变

52. 支气管肺炎的基本病变是
   A. 渗出
   B. 增殖
   C. 纤维化
   D. 钙化
   E. 肺水肿

53. 多尿是指24小时尿量大于
   A. 1000mL
   B. 1500mL
   C. 2000mL

D. 2500mL
E. 3000mL

54. 对提高机体免疫力、预防传染病起关键作用的是
   A. 加强营养
   B. 锻炼身体
   C. 注射丙种球蛋白
   D. 预防接种
   E. 预防服药

55. 流行性出血热的"三痛"是指
   A. 头痛、全身痛和腰痛
   B. 头痛、关节痛和腰痛
   C. 头痛、腓肠肌痛和腰痛
   D. 头痛、眼眶痛和腰痛
   E. 头痛、腹痛和腰痛

56. 鉴别细菌性痢疾和阿米巴痢疾,最可靠的依据是
   A. 潜伏期的长短
   B. 毒血症状的轻重
   C. 大便常规红白细胞的多少
   D. 大便检出病原体
   E. 抗生素治疗是否有效

57. 暴发型流脑脑膜脑炎型对症治疗的关键是
   A. 退热、止痉
   B. 脱水以降低颅内压
   C. 补充血容量
   D. 吸氧
   E. 使用糖皮质激素

58. 下列选项不属于传染源的是
   A. 易感者
   B. 病原携带者
   C. 患者
   D. 隐性感染者
   E. 受感染的动物

59. "余音绕梁,三日不绝",这是对下列哪一心理现象的描写
   A. 视觉现象
   B. 听觉现象
   C. 形象思维
   D. 感觉记忆
   E. 抽象思维

60. 以下关于心理应激的说法,错误的是
   A. 应激源是心理社会因素
   B. 对工作肯定会产生不良影响
   C. 可产生心理反应
   D. 可危及个人的健康
   E. 可产生生理反应

61. 培养儿童自制力的关键时期是
   A. 2~3岁
   B. 5~7岁
   C. 学龄前期
   D. 学龄中期
   E. 学龄后期

62. 下列选项中,属于中外医学史上共同的医德思想的是
   A. 为医目的——生活为务
   B. 为医原则——医乃仁术
   C. 医德基础——凭借技术
   D. 医德规范——各种层次
   E. 价值观念——重利轻义

63. 属于医学伦理学尊重原则内容之一的是
   A. 尊重病人的人格
   B. 尊重病人的生活
   C. 公平分配卫生资源
   D. 保护病人的申述权
   E. 保护病人的私人权

64. 医疗伤害之一指的是
   A. 技术性人为伤害

B. 技术性、行为性、经济性伤害
C. 技术性人身伤害
D. 技术性行为伤害
E. 技术性经济伤害

65. 人们使用过的人体实验类型不包括
    A. 志愿实验
    B. 自体实验
    C. 安慰实验
    D. 欺骗实验
    E. 强迫实验

66. 危害公共卫生罪是依据哪部法律定罪的
    A.《中华人民共和国宪法》
    B.《中华人民共和国刑法》
    C.《中华人民共和国传染病防治法》
    D.《中华人民共和国食品卫生法》
    E.《中华人民共和国执业医师法》

67. 行为人实施违反刑事法律的行为必须承担的法律责任称为
    A. 危害行为
    B. 行政行为
    C. 民事责任
    D. 行政责任

E. 刑事责任

68. 发生医疗事故争议情况,封存和启封病历等资料时应
    A. 有卫生行政部门有关人员在场
    B. 有医患双方在场
    C. 经请卫生行政部门批准
    D. 有医疗事故鉴定委员会专家在场
    E. 有关三方公证人在场

69. 下列属于假药的是
    A. 改变剂型或改变给药途径的药品
    B. 擅自添加着色剂、防腐剂、香料、矫味剂及辅料的
    C. 超过有效期的
    D. 以非药品冒充药品或者以他种药品冒充此种药品的
    E. 更改生产批号的

70. 下列哪种情况引起的腹水性质为渗出液
    A. 结核性腹膜炎
    B. 肝硬化
    C. 心功能不全
    D. 肾病综合征
    E. 重度营养不良

二、B型题（标准配伍题）

答题说明

以下提供若干组考题,每组考题共用在考题前列出的A、B、C、D、E五个备选答案。请从中选择一个与问题关系最密切的答案。某个备选答案可能被选择一次、多次或不被选择。

(71～72题共用备选答案)
A. 脾肾阳虚
B. 寒湿下注
C. 脾肾气虚
D. 湿热下注
E. 寒凝血瘀

71. 带下色黄,质稠,气味臭秽,此属
72. 白带中混有血液,赤白杂见,此属

(73～74题共用备选答案)
A. 肾阳虚
B. 肾阴虚
C. 肾虚水饮
D. 寒湿带下
E. 瘀血日久

73. 面黑而焦干者,属
74. 面黑而暗淡者,属

(75~76题共用备选答案)
A.瘀血内停
B.邪热亢盛
C.气血不足
D.阴虚火旺
E.脾胃湿热

75.舌嫩色淡白的主病是
76.舌瘦薄色淡白的主病是

(77~78题共用备选答案)
A.痰湿阻肺
B.热邪犯肺
C.肺气虚损
D.燥邪犯肺
E.阴虚肺燥

77.咳声不扬,痰稠色黄、不易咳出,属
78.咳声轻清低微者,属

(79~80题共用备选答案)
A.釜沸脉
B.虾游脉
C.弹石脉
D.解索脉
E.雀啄脉

79.在真脏脉中,主三阳热极,阴液枯竭之候的脉象是
80.在真脏脉中,主三阴寒极,亡阳于外,虚阳浮越之候的脉象是

(81~82题共用备选答案)
A.风淫证
B.寒淫证
C.暑淫证
D.湿淫证
E.燥淫证

81.头昏沉如裹,嗜睡,身体困重,胸闷脘痞,口腻不渴,纳呆恶心,苔腻脉滑。此为
82.恶寒重,或伴发热,无汗,头身疼痛,鼻塞流涕,脉浮紧。此为

(83~84题共用备选答案)
A.结核病
B.急性喉炎
C.疟疾
D.败血症
E.大叶性肺炎

83.稽留热常见于
84.弛张热常见于

(85~86题共用备选答案)
A.瞳孔扩大
B.瞳孔缩小
C.两瞳孔大小不等
D.瞳孔形状不规则
E.瞳孔呈白色

85.有机磷农药中毒可见
86.阿托品中毒可见

(87~88题共用备选答案)
A.第1心音分裂
B.第2心音分裂
C.第1心音减弱
D.第2心音减弱
E.舒张期奔马律

87.肺动脉高压时可出现
88.左心室功能低下时可出现

(89~90题共用备选答案)
A.脓血便
B.鲜血便
C.柏油样便
D.白陶土样便
E.稀糊状便

89.上消化道出血可见
90.肛裂可见

(91~92题共用备选答案)
A.<40次/分
B.40~60次/分

C.70~80次/分

D.80~100次/分

E.>100次/分

91. Ⅲ度房室传导阻滞,心室起搏点在房室束分叉以上,心室率多为

92. Ⅲ度房室传导阻滞,心室起搏点在房室束分叉以下,心室率多为

(93~94题共用备选答案)

A.病原体被消灭或排出体外

B.病原体携带状态

C.隐性感染

D.潜伏性感染

E.显性感染

93. 人体与病原体处于相持状态,不出现临床症状,不排出病原体的是

94. 感染病原体后不出现临床表现,但产生了特异性免疫的是

(95~96题共用备选答案)

A.注意的稳定性

B.注意的转移

C.注意的分配

D.注意的广度

E.注意的品质

95. 在一定时间内,注意保持在某项活动上的特性为

96. 同时进行两种或几种活动时,把注意力指向不同的对象为

(97~98题共用备选答案)

A."若有疾厄来求救者,不得问其贵贱贫富,长幼妍媸,怨亲善友,华夷愚智,普同一等"的作者

B."凡我所见所闻,无论有无业务关系,我认为应守秘密者,我愿保守秘密"的作者

C."上以疗君亲之疾,下以救贫贱之厄,中以保身长全"的作者

D."诸医所治垂愈,小臣适当其愈"的作者

E."夫医者,非仁爱之士不可托也,非聪明达理不可任也,非廉洁淳良不可信也"的作者

97. 杨泉是

98. 张仲景是

(99~100题共用备选答案)

A.犯罪对象

B.犯罪行为

C.犯罪客体

D.犯罪主体

E.犯罪主观

99. 实施犯罪行为,依法应负刑事责任的自然人是

100. 犯罪行为侵害的具体事物或具体的人是

一、A 型题（单句型最佳选择题）

答题说明

以下每一道考题下面有 A、B、C、D、E 五个备选答案。请从中选择一个最佳答案。

1. 外邪从口鼻、皮毛入侵，首当受袭的是
   A. 肝、肺
   B. 肺、脾
   C. 肺卫
   D. 肺、胃
   E. 心、肺

2. 普通感冒以卫表及鼻咽症状为主，一般
   A. 可致流行
   B. 可致传变
   C. 可致入里
   D. 不传变
   E. 可致传染

3. 治疗风热犯表证的代表方剂是
   A. 桑菊饮
   B. 麻杏石甘汤
   C. 麻黄汤
   D. 桂枝汤
   E. 银翘散

4. 喘证的严重阶段，在孤阳欲脱之时每多影响
   A. 心
   B. 肝
   C. 脾
   D. 肾
   E. 肺

5. 虚喘的治疗要点是
   A. 补肺
   B. 健脾
   C. 纳肾
   D. 益气
   E. 养阴

6. 引起肺痈的外邪主要是
   A. 风热外邪
   B. 燥热之邪
   C. 风寒束肺
   D. 暑湿疫毒
   E. 风湿热邪

7. 明确了肺痨的病因、病位的著作是
   A.《理虚元鉴》
   B.《备急千金要方》
   C.《医学入门》
   D.《金匮要略》
   E.《外台秘要》

8. 鉴别支气管哮喘和心源性哮喘禁用的药物是
   A. 头孢菌素
   B. 氨茶碱
   C. 肾上腺素
   D. 氨溴索
   E. 多索茶碱

9. 治疗正疟，应首选
   A. 柴胡截疟饮
   B. 白虎加桂枝汤
   C. 柴胡桂枝干姜汤
   D. 加味不换金正气散
   E. 何人饮

10. 肺心病死亡的首要原因是
    A. 肺性脑病
    B. 电解质紊乱
    C. 心律失常
    D. 消化道出血
    E. 凝血功能障碍

11. 治疗肺胀阳虚水泛证首选方剂是真武汤合用
    A. 二陈汤
    B. 桑菊饮
    C. 苓桂术甘汤
    D. 五苓散
    E. 葶苈大枣泻肺汤

12. 不寐病位在心,可累及脏腑是
    A. 脾、肝、肾
    B. 肝、脾、肾、胃
    C. 胆、肝、脾、肾
    D. 肺、脾、肾
    E. 肺、胃、肾

13. 下列各项,不是气厥实证的特点的是
    A. 面赤唇紫
    B. 头晕头痛
    C. 脉沉而弦
    D. 呼吸气粗
    E. 突然昏仆

14. 癫证与郁病的鉴别点是
    A. 心情抑郁、情绪不宁
    B. 急躁易怒、心悸失眠
    C. 喜怒无常、多语或不语
    D. 喃喃独语、语无伦次
    E. 自我控制能力

15. 寒湿腰痛的疼痛特点是
    A. 憋胀疼痛
    B. 冷痛重着
    C. 酸痛
    D. 疼痛如刺
    E. 胀痛

16. 痫病,发作时口吐涎沫,气粗痰鸣,呆木无知,发作后或有情志错乱、幻听、错觉等症。病性属
    A. 风
    B. 痰
    C. 热
    D. 瘀
    E. 燥

17. 下列关于痴呆治疗原则的描述,不正确的是
    A. 以开郁逐痰、通窍活血、平肝泻火治其标
    B. 以扶正补虚、充髓养脑治其本
    C. 为加强滋补作用,常加血肉有情之品
    D. 宜在扶正补虚、填补肾精的同时,注意培补后天之本脾胃
    E. 补虚宜重加滋腻之品以填精益髓

18. 何人以"炙甘草汤"作为治疗心悸的常用方剂
    A. 张仲景
    B. 成无己
    C. 朱丹溪
    D. 张景岳
    E. 王清任

19. 下列哪项不是惊悸、怔忡的病因
    A. 精神因素
    B. 痰热
    C. 心血不足
    D. 外邪
    E. 瘀血

20. 不寐的病机特点为
    A. 阳盛阴衰,阴阳失交
    B. 阴盛阳衰,阴阳失交
    C. 胃气不和,夜卧不安
    D. 阳不交阴,心肾不交
    E. 痰热内扰

21. 长期顽固性不寐,多方治疗效果不佳,伴舌质偏暗,可选用

A. 血府逐瘀汤
B. 通窍活血汤
C. 膈下逐瘀汤
D. 少腹逐瘀汤
E. 桃红四物汤

22. 神昏而嗜睡，伴畏寒肢冷，首先考虑为
A. 寒凝心脉
B. 心阳不振
C. 脾气虚弱
D. 阳气虚弱
E. 气血不足

23. 下列关于虚厥的治疗，错误的是
A. 益气回阳，救逆而醒神
B. 通过补益元气，回阳救逆而防脱
C. 失血者应配合止血、补血
D. 失津过多配合补液
E. 补益方中加辛香开窍之品

24. "胃脘痛"之名最早记载于
A.《黄帝内经》
B.《金匮要略》
C.《外台秘要》
D.《诸病源候论》
E.《三因极一病证方论》

25. 治疗虚火灼肺之肺痨首选方剂是百合固金汤合用
A. 秦艽鳖甲汤
B. 月华丸
C. 参苓白术散
D. 六味地黄丸
E. 金匮肾气丸

26. "痞满"病名首见于
A.《黄帝内经》
B.《伤寒论》
C.《金匮要略》

D.《诸病源候论》
E.《丹溪心法》

27. 前人谓"呕"是指
A. 无物有声
B. 有物有声
C. 无物无声
D. 无声有物
E. 嗳气声缓

28. 下列哪项不是脾胃虚寒型呕吐的症状
A. 饮食不多即呕吐
B. 朝食暮吐
C. 面色白
D. 四肢不温
E. 呕吐时作时止

29. 噎膈吐食物的特点是
A. 朝食暮吐
B. 暮食朝吐
C. 食入即吐
D. 不食亦吐
E. 食入隔数小时吐

30. 噎膈之病机总属于
A. 脾胃俱伤
B. 脾肾衰败
C. 气血郁结
D. 本虚标实
E. 瘀血痰凝

31. 梅核气的发病部位在于
A. 喉关
B. 咽部
C. 颈前下方
D. 气道
E. 食道

32. 瘀血内结型噎膈的治疗主方是
   A. 启膈散
   B. 通幽汤
   C. 少府逐瘀汤
   D. 桃仁红花煎
   E. 桃红四物汤

33. 《黄帝内经》称呃逆为
   A. 胃反
   B. 哕
   C. 膈
   D. 呃
   E. 痞

34. 气逆痰阻型呃逆的治疗当用
   A. 丁香散
   B. 沉香散
   C. 旋覆代赭汤
   D. 苏子降气汤
   E. 丁香透膈散

35. 将头痛分为内伤头痛和外感头痛的是
   A. 张仲景
   B. 李东垣
   C. 王清任
   D. 王肯堂
   E. 朱丹溪

36. 肾阳不足,寒邪内侵的腹痛特点是
   A. 少腹拘急冷痛
   B. 腹中冷痛
   C. 脐中痛不可忍
   D. 腹中雷鸣切痛
   E. 脘腹胀满疼痛

37. 请从下列泻下粪便中辨出何为湿热泄泻的特点
   A. 泄泻清稀甚至如水样
   B. 泄下粪色黄褐而臭
   C. 泄泻如水
   D. 泻下粪便臭如败卵,伴有不消化之物
   E. 时溏时泄,水谷不化

38. 脾胃虚弱,泄泻不止而脱肛者,治疗首选方为
   A. 人参养营汤
   B. 补中益气汤
   C. 理中汤
   D. 香砂六君子汤
   E. 右归丸

39. 一般说来,初痢实则
   A. 通之
   B. 补之
   C. 濡之
   D. 燥之
   E. 温之

40. 阳虚便秘首选方剂
   A. 右归丸
   B. 当归补血汤
   C. 济川煎
   D. 增液承气汤
   E. 温脾汤

41. 胁痛的基本治则是
   A. 疏肝理气止痛
   B. 清热利湿止痛
   C. 祛瘀通络止痛
   D. 养阴柔肝止痛
   E. 疏肝和络止痛

42. 积聚主要临床特征是
   A. 两胁胀痛
   B. 腹内肿块不移
   C. 腹内肿块或聚或散
   D. 腹内肿块,推之可移
   E. 腹内结块,或胀或痛

43. 腹大胀满,胁肋隐痛,内热烦躁,舌红少苔,属阴虚肝郁者,宜选用
   A. 沙参麦冬汤
   B. 一贯煎
   C. 麦门冬汤
   D. 补肝汤
   E. 杞菊地黄丸

44. 下列哪项不是内伤头痛的特征
   A. 病位在肝、脾、胃,起病缓慢
   B. 病位在肝、心、胃,疼痛较轻
   C. 病位在肝、脾、肾,痛无休止
   D. 病位在心、肝、肾,痛势悠悠
   E. 病位在胆、肝、脾,遇劳加重

45. 眩晕的治疗原则为
   A. 化痰止呕,和胃降逆
   B. 补气养血,祛风止眩
   C. 补虚泻实,调整阴阳
   D. 补肾填精,降逆止眩
   E. 泻肝滋阴,活血通窍

46. 下列哪项不是中风中脏腑的症状
   A. 昏不知人
   B. 神昏
   C. 迷蒙
   D. 肢体不用
   E. 仆地时常口中作声

47. 下列哪项不是口僻的症状
   A. 口眼㖞斜
   B. 口角流涎
   C. 言语不清
   D. 半身不遂
   E. 耳后疼痛

48. 下列哪项不是痉证的临床特征
   A. 四肢抽搐
   B. 项背强直
   C. 角弓反张
   D. 半身不遂
   E. 神昏

49. 海藻玉壶汤出自何书
   A.《卫生宝鉴》
   B.《济生方》
   C.《外科正宗》
   D.《景岳全书》
   E.《脾胃论》

50. 水肿证见湿热久羁,化燥伤阴,治宜选用
   A. 猪苓汤
   B. 知柏地黄丸
   C. 五皮饮
   D. 滋肾通关丸
   E. 大补阴丸

51. 水肿的发病机理是
   A. 肺、脾、肾及三焦之水液调节失司
   B. 肝、脾、肾功能失调,气血水互结
   C. 心、肝、肾同病,阴阳气血失调
   D. 心、脾、肾同病,虚实夹杂
   E. 心、肺、脾失调,本虚标实

52. 关格的主要临床表现为
   A. 大便不通,呕吐
   B. 小便不通
   C. 小便不通,呕吐
   D. 大便不通
   E. 腹部胀大

53. 淋证的基本治则是
   A. 利水消肿
   B. 实则清利,虚则补益
   C. 活血化瘀
   D. 疏肝理气
   E. 行气止痛

54. 癃闭的发生是由何者气化失常所致
    A. 肺
    B. 脾
    C. 肾
    D. 三焦
    E. 膀胱

55. 治疗虚劳脾胃阴虚者,应首选
    A. 玉女煎
    B. 益胃汤
    C. 沙参麦冬汤
    D. 麦门冬汤
    E. 一贯煎

56. 下列对虚劳的调摄,论述不正确的是
    A. 避风寒,适寒温
    B. 调饮食,戒烟酒
    C. 舒情志,少忧烦
    D. 慎起居,适劳逸
    E. 多服补药

57. 脑瘤本虚以何多见
    A. 气血两亏,肝肾亏虚
    B. 脾肾双亏,肝肾阴虚
    C. 阴虚,气阴两虚
    D. 脾肾两虚,肝肾阴虚
    E. 气滞,热毒

58. 郁证的主要病因是
    A. 情志内伤
    B. 感受外邪
    C. 内邪壅盛
    D. 胃失和降
    E. 肝气上逆

59. 咳血与吐血的鉴别要点不包括
    A. 是否经口而出
    B. 混有痰液还是食物残渣
    C. 随咳嗽而出还是经呕吐而出
    D. 血色鲜红还是紫暗
    E. 是否伴有黑便

60. "消渴"病名首见于
    A.《金匮要略》
    B.《三消论》
    C.《外台秘要》
    D.《黄帝内经》
    E.《中藏经》

61. 内伤发热的诊断要点不包括
    A. 发热缓慢
    B. 病程较长
    C. 多为低热或自觉发热,体温并不升高
    D. 发热而不恶寒,或感到怯冷,但得衣被则减
    E. 发热时常伴有恶寒,其寒虽得衣被不减

62. 不属虚劳预防调护应做到的是
    A. 避风寒,适寒温
    B. 调饮食,戒烟酒
    C. 慎起居,适劳逸
    D. 舒情志,少烦忧
    E. 早诊断,早治疗

63. 肺癌病之阴虚毒热证的选方是
    A. 桑杏汤合五味消毒饮
    B. 二陈汤合瓜蒌薤白半夏汤
    C. 沙参麦冬汤合五味消毒饮
    D. 生脉散合百合固金汤
    E. 一贯煎加减

64. 汗证,邪热郁蒸证的最佳选方是
    A. 茵陈蒿汤
    B. 四妙丸
    C. 黄连温胆汤
    D. 龙胆泻肝汤
    E. 黄连解毒汤

65. 治疗素体阴虚而肝郁发热,宜用
   A. 滋水清肝饮
   B. 加味四物汤
   C. 秦艽鳖甲散
   D. 加减葳蕤汤
   E. 逍遥丸

66. 风寒湿痹的通治方为
   A. 羌活胜湿汤
   B. 乌附麻辛桂姜汤
   C. 宣痹汤
   D. 蠲痹汤
   E. 独活寄生汤

67. 肺痿的病机关键在于
   A. 肺虚津气失于濡养
   B. 肺气虚弱
   C. 肺失宣降
   D. 肺阴亏耗
   E. 肺热痰壅

68. 壮热汗出,项背强急,手足挛急,腹满便结,口渴喜冷饮,舌红苔黄燥,脉弦数。治宜选用
   A. 白虎汤合增液承气汤
   B. 当归六黄汤合葛根汤
   C. 白虎汤合大承气汤
   D. 羚角钩藤汤合葛根汤
   E. 加味二妙散

69. 腰痛的基本病机是
   A. 外感湿邪,经脉不畅
   B. 筋脉痹阻,腰府失养
   C. 肾虚精亏,瘀血阻滞
   D. 邪痹经脉,气血不畅
   E. 气血不足,腰府失养

70. 判定心脏骤停后,应立即施行的首先是
   A. 急送抢救室
   B. 捶击复律
   C. 人工呼吸
   D. 心外按压
   E. 电除颤

二、B 型题(标准配伍题)

答题说明

以下提供若干组考题,每组考题共用在考题前列出的 A、B、C、D、E 五个备选答案。请从中选择一个与问题关系最密切的答案。某个备选答案可能被选择一次、多次或不被选择。

(71~72 题共用备选答案)
   A. 荆防败毒散
   B. 新加香薷饮
   C. 葱豉桔梗汤
   D. 加减葳蕤汤
   E. 玉屏风散

71. 暑湿感冒宜选用
72. 风寒感冒宜选用

(73~74 题共用备选答案)
   A. 苏子降气汤
   B. 小青龙汤
   C. 六君子汤
   D. 参苓白术散
   E. 二陈平胃散

73. 治疗痰浊壅肺型肺胀的首选方是
74. 治疗痰湿蕴肺型咳嗽的首选方是

(75~76 题共用备选答案)
   A. 支气管肺炎
   B. 急性支气管炎
   C. 肺结核

D. 慢性支气管炎
E. 急性喉炎

75. 咳嗽、咳痰、喘息,起病缓慢,病程较长,反复发作,见于

76. 双肺呼吸音粗糙,可闻及散在干、湿啰音,见于

(77~78题共用备选答案)
A. 血府逐瘀汤
B. 丹参饮
C. 乌头赤石脂丸合苏合香丸
D. 瓜蒌薤白半夏汤
E. 瓜蒌薤白白酒汤

77. 胸痹心血瘀阻证宜选
78. 胸痹痰浊闭阻证宜选

(79~80题共用备选答案)
A. 黄连温胆汤
B. 半夏秫米汤
C. 黄连阿胶汤
D. 天王补心丹
E. 安神定志丸

79. 痰热扰心证之不寐,宜选用
80. 治疗心胆气虚之失眠,宜选用

(81~82题共用备选答案)
A. 生铁落饮
B. 癫狂梦醒汤
C. 养心汤合越鞠丸
D. 逍遥散合顺气导痰汤
E. 二阴煎合琥珀养心丹

81. 狂证痰结血瘀证的代表方为
82. 狂证火盛伤阴证的代表方为

(83~84题共用备选答案)
A. 顺气开郁
B. 补气回阳
C. 活血顺气
D. 补养气血

E. 行气豁痰

83. 血厥实证的治法为
84. 痰厥的治法为

(85~86题共用备选答案)
A. 肝气不疏,横逆犯脾,脾失健运
B. 肝气郁结,横逆犯胃,胃气阻滞
C. 肝气不疏,横逆犯胃,胃失和降
D. 肝气郁结,痰湿交阻,胃气上逆
E. 肝脾气滞,腑气不通

85. 胃痛,肝气犯胃证的病机为
86. 呕吐,肝气犯胃证的病机为

(87~88题共用备选答案)
A. 启膈散
B. 沙参麦冬汤
C. 血府逐瘀汤
D. 五汁安中饮
E. 通幽汤

87. 痰气交阻型噎膈的治疗主方是
88. 津亏热结型噎膈的治疗主方是

(89~90题共用备选答案)
A. 痛泻要方
B. 逍遥散
C. 越鞠丸合枳术丸
D. 柴胡疏肝散
E. 参苓白术散

89. 治疗肝郁泄泻的代表方为
90. 治疗脾虚泄泻的代表方为

(91~92题共用备选答案)
A. 癥积
B. 阳黄证
C. 萎黄证
D. 阴黄证
E. 急黄

91. 过食肥甘酒热,或素体胃热偏盛,湿从热化,湿热交蒸可形成

92. 寒湿瘀滞,中阳不振,脾虚失运,胆液为湿邪所阻,表现为

(93~94题共用备选答案)
A. 程氏萆薢分清饮
B. 沉香散
C. 石韦散
D. 八正散
E. 小蓟饮子

93. 小便频数,灼热刺痛,小腹拘急胀痛,属热淋者,选方为
94. 尿中砂石,排尿涩痛,属石淋者,选方为

(95~96题共用备选答案)
A. 滋阴清火,凉血止血
B. 滋阴润肺,凉血止血
C. 清肺泄热,凉血止血
D. 清热润肺,凉血止血
E. 清胃泻火,凉血止血

95. 鼻衄,口干舌燥,或身热汗出,咳嗽,痰黏而少,舌红苔薄黄,脉数。治法应选用
96. 鼻衄,或兼齿衄,血色鲜红,口渴喜饮,口臭便干,舌红苔黄,脉数。治法宜选用

(97~98题共用备选答案)
A. 三仁汤
B. 白虎桂枝汤
C. 羌活胜湿汤
D. 加味二妙散
E. 蠲痹汤

97. 四肢痿软麻木,身体困重,足胫发热,胸脘痞闷,小便短赤,舌苔黄腻,脉细数。治疗主方为
98. 四肢关节疼痛,局部灼热红肿,伴发热恶风,烦闷口渴,舌苔黄燥,脉滑数。治疗主方为

(99~100题共用备选答案)
A. 有机磷中毒
B. 亚硝酸盐中毒
C. 氰化物中毒
D. 铅中毒
E. 急性酒精中毒

99. 亚甲蓝(小剂量)用于治疗
100. 纳洛酮用于治疗

一、A 型题（单句型最佳选择题）

答题说明

以下每一道考题下面有 A、B、C、D、E 五个备选答案。请从中选择一个最佳答案。

1. 患者，女，28 岁。身热，汗少，肢体酸重，头昏重胀，心烦口黏，苔薄黄腻，脉濡数。治宜用
   A. 荆防败毒散
   B. 藿香正气散
   C. 玉屏风散
   D. 新加香薷饮
   E. 参苏饮

2. 患者，男性，21 岁。头痛起病较急，痛连项背，恶风畏寒，遇风尤甚，口不渴，舌苔薄白，脉浮紧。治疗首选方剂为
   A. 芎芷石膏汤
   B. 川芎茶调散
   C. 天麻钩藤饮
   D. 大补元煎
   E. 羌活胜湿汤

3. 患者，男性，62 岁。哮病反复发作，喘息鼻煽，张口抬肩，烦躁，四肢厥冷，脉细数不清，舌青苔腻或滑。方宜选用
   A. 玉屏风散
   B. 六君子汤
   C. 平喘固本汤
   D. 七味都气丸
   E. 回阳急救汤合生脉饮

4. 患者，男，82 岁。咳喘病史 40 余年，现症见呼吸浅短难续，声低气怯，甚则张口抬肩，倚息不能平卧，咳嗽，痰白如沫，胸闷汗出，舌淡脉沉细无力。此应诊为
   A. 肺脾气虚
   B. 脾肾阳虚
   C. 肺脾肾俱虚
   D. 肺肾阴虚
   E. 肺肾气虚

5. 患者，男，咳吐大量脓血痰，腥臭异常，胸中烦满疼痛，身热烦渴，舌红苔黄腻，脉实。此为肺痈哪一期
   A. 初期
   B. 成痈期
   C. 溃脓期
   D. 恢复期
   E. 慢性期

6. 患者干咳，或咳少量黏痰，有时痰中带血，胸部隐痛，午后手足心热，皮肤干灼，或有盗汗，舌质红苔薄，脉细数。其辨证为
   A. 肺阴亏虚
   B. 阴虚火旺
   C. 气阴两虚
   D. 阴阳两虚
   E. 肺肾阴虚

7. 患者吴某，女性，43 岁。症见喘逆上气，胸胀痛，息粗，鼻煽，咳而不爽，吐痰稠黏，伴形寒，身热，烦闷，身痛，无汗，口渴，舌边红苔薄黄，脉浮数。其诊断是
   A. 风寒壅肺之喘证
   B. 表寒肺热之喘证
   C. 饮犯胸肺之饮证
   D. 痰热郁肺之喘证
   E. 痰热郁肺之肺胀

8. 患者洪某，男性，42 岁。肺痈后期见脓痰渐少，午后潮热，五心烦热，口燥咽干，盗汗自汗，气短乏力，形体消瘦，舌瘦红，脉虚数。其首选方剂是
   A. 桔梗杏仁煎

B. 养阴清肺汤
C. 清燥救肺汤
D. 百合固金汤
E. 苇茎汤

9. 患者,62 岁。症见心悸不安,胸闷不适,心痛时作,痛如针刺,舌质紫暗,脉涩。其治疗应选用
   A. 桃仁红花煎
   B. 桃红四物汤
   C. 通窍活血汤
   D. 血府逐瘀汤
   E. 酸枣仁汤

10. 患者,女,44 岁。心悸,失眠,烦躁,潮热,盗汗,面色潮红,舌红少津,脉细数。治法以下列哪项为宜
    A. 养血安神
    B. 补气养心
    C. 滋补心肾
    D. 益气补血,健脾养心
    E. 滋阴养心

11. 患者,男,48 岁。胸闷痛反复发作 3 年,近日加重,现胸闷如窒,气短喘促,肢体沉重,头晕沉如裹,咳白痰,形体肥胖,苔浊腻,脉沉。其中医辨证为
    A. 阴寒凝滞证
    B. 痰浊壅塞证
    C. 气滞血瘀证
    D. 痰热中阻证
    E. 心脾两虚证

12. 患者,女性,18 岁。2 个月来因学习紧张,压力较大,夜间经常难以入睡,有时眠中多梦,伴心慌健忘,肢倦乏力,纳少,面色少华,舌淡苔薄白,脉细弱。其辨证为
    A. 心胆气虚证
    B. 心脾两虚证

C. 阴虚火旺证
D. 血虚肝热证
E. 心肾不交证

13. 患者心烦不寐,心悸不安,有时头晕耳鸣,手足心热,口干津少,腰酸,大便干,舌红苔少,脉细数。此时方剂宜选
    A. 黄连阿胶汤
    B. 归脾汤
    C. 交泰丸
    D. 琥珀多寐丸
    E. 安神定志丸

14. 患者,男,41 岁。患者病已多年,表情淡漠,痴呆,喃喃独语,喜怒无常,语无伦次,污秽不避,不思饮食,舌苔腻,脉象弦滑。该病例中医治法应为
    A. 化痰醒神
    B. 疏肝解郁
    C. 养心宁神
    D. 解郁化痰
    E. 健脾化痰

15. 患者李某,男性,33 岁。心烦不寐,入睡困难,心悸多梦,伴头晕耳鸣,潮热盗汗,五心烦热,遗精滑泄,舌红少津苔少或无,脉象细数。其治疗首选方剂是六味地黄丸合用
    A. 黄连温胆汤
    B. 安神定志丸
    C. 龙胆泻肝汤
    D. 交泰丸
    E. 归脾汤

16. 患者王某,女性,65 岁。癫狂久延,妄言妄为,寝不安寐,焦急烦躁,形瘦,面红而秽,口干便难,舌尖红无苔,有剥裂,脉细数。其治法是
    A. 理气解郁,化痰醒神
    B. 健脾益气,养心安神

C. 清心泻火,涤痰醒神
D. 豁痰化痰,调畅气血
E. 育阴潜阳,交通心肾

17. 病人昨晚突然出现胃脘疼痛,畏寒喜暖,不思饮食,嗳气频频,形寒,身热,舌淡苔白,脉弦紧。治宜选用
    A. 良附丸
    B. 生姜汤
    C. 香苏散
    D. 良附丸合生姜汤
    E. 良附丸合香苏散

18. 患者,男,45岁。胃痛反复发作8年,近2天饮酒后出现胃脘隐痛,口渴不欲饮,大便干结难解,舌质红苔少,脉细数。治疗最佳方剂是
    A. 黄芪建中汤
    B. 一贯煎合芍药甘草汤
    C. 益胃汤
    D. 归脾汤
    E. 沙参麦冬汤

19. 患者,女,心下痞满而不痛,干呕,肠鸣下利,舌苔薄黄而腻,脉弦数。治宜选用
    A. 小陷胸汤
    B. 半夏泻心汤
    C. 血府逐瘀汤
    D. 枳实薤白桂枝汤
    E. 复元活血汤

20. 患者长期吞咽受阻,饮食不下,面色白,精神疲惫,形寒气短,面浮足肿,泛吐清涎,腹胀便溏,舌淡苔白,脉细弱。其应诊断为
    A. 脾胃虚弱型呕吐
    B. 中虚有寒型反胃
    C. 脾阳虚衰型水肿
    D. 胃阴不足型呕吐
    E. 气虚阳微型噎膈

21. 患者,女,50岁。2年来每于醒后即觉腹部疼痛、肠鸣,随即泄泻,泻后则安。此症状在睡时加被褥可减轻或消失。形寒肢冷,舌淡苔白,脉细无力。其宜用
    A. 真人养脏汤加减
    B. 藿香正气散加减
    C. 附子理中汤加减
    D. 参苓白术散加减
    E. 四神丸加减

22. 患者,男,29岁。今下痢赤白黏冻,有时或见脓血便,腹痛,里急后重,肛门灼热,小便短赤,舌红苔黄腻,脉滑数。治疗应首选
    A. 附子理中汤
    B. 白头翁汤
    C. 芍药汤
    D. 胃苓汤
    E. 连理汤

23. 某女,35岁。症见下痢月余,泻下黏稠脓血,腹部灼痛,心烦口干,午后低热,舌绛少津,脉细数。宜用
    A. 连理汤加减
    B. 开噤散
    C. 白头翁汤加味
    D. 驻车丸加减
    E. 芍药汤加减

24. 患者,男,32岁。其患甲型肝炎3年,目前身目俱黄,黄色晦暗,脘腹胀闷,神疲畏寒,口淡不渴,纳减便溏,苔白腻,脉沉迟。其证型是
    A. 热重于湿证
    B. 寒湿阻遏证
    C. 湿重于热证
    D. 脾虚血亏证
    E. 疫毒内陷证

25. 患者,女,32岁。症见腹部积块渐大,按之较硬,痛处不移,饮食减少,体倦乏力,面暗消瘦,时有寒热,月经3个月未行,舌质青紫,或有瘀点,脉细涩。证属
    A. 气滞血阻型积证
    B. 瘀血内结型积证
    C. 食滞痰阻型聚证
    D. 肝气郁滞型聚证
    E. 正虚瘀结型积证

26. 患者头痛而胀,甚则头胀如裂,恶风发热,面红目赤,口渴喜饮,大便不畅,溲赤,舌尖红苔薄黄,脉浮数。证属
    A. 风寒头痛
    B. 风热头痛
    C. 风湿头痛
    D. 肝阳头痛
    E. 瘀血头痛

27. 患者,男,66岁。半身不遂,偏身麻木,舌强言謇,口角㖞斜,眩晕头痛,面红目赤,口苦咽干,心烦易怒,尿赤便干,舌质红或红绛,脉弦有力。诊断为中风之中经络,其证型为
    A. 痰热腑实证
    B. 风痰入络证
    C. 阴虚风动证
    D. 痰火瘀痹证
    E. 风阳上扰证

28. 患者张某,女性,62岁。症见眩晕,头重如蒙,胸闷恶心,食少寐多,舌苔白腻,脉滑。治疗应首选
    A. 苓桂术甘汤
    B. 半夏白术天麻汤
    C. 黄连温胆汤
    D. 半夏厚朴汤
    E. 半夏秫米汤

29. 患者水肿反复发作,日轻夜重,下肢肿甚,腰膝酸软,畏寒肢冷,呼吸急促,呼多吸少,舌淡胖有齿痕,脉沉细。其治法是
    A. 温肾健脾,行气利水
    B. 温肾纳气,化气行水
    C. 温肺散寒,利水消肿
    D. 温阳化饮,降气平喘
    E. 温阳化瘀,滋阴固肾

30. 患者遍体水肿,面色萎黄,晨起头面较甚,动则下肢肿胀,能食而疲倦乏力,大便如常或溏,小便反多,舌苔薄腻,脉软弱。辨证属
    A. 水气凌心证
    B. 脾气虚弱证
    C. 肺气不宣证
    D. 肝气不舒证
    E. 肾虚不固证

31. 患者小便涩痛,尿色深红,疼痛,满急加剧,舌尖红苔黄,脉滑数。此证宜选方为
    A. 补中益气汤
    B. 石韦散
    C. 沉香散
    D. 八正散
    E. 小蓟饮子

32. 患者,男,54岁。中风半年余,现左半身活动不便,枯瘦,形羸自汗,手足肿胀,口舌㖞斜,语言不利,面色白,气短乏力,心悸便溏,舌暗淡苔白,脉细涩。其证型为
    A. 风痰瘀阻证
    B. 痰浊瘀闭证
    C. 肝肾亏虚证
    D. 气虚络瘀证
    E. 痰火瘀痹证

33. 患者证见全日总尿量极少或点滴不通,咽干,烦渴欲饮,呼吸急促或咳嗽,苔薄黄,脉数。治以

A. 清肺热,利水道
B. 清热利湿,行气
C. 温补脾肾,化气利水
D. 清热利尿
E. 清热滋阴,行气利水

34. 患者鼻衄,血色鲜红,口渴欲饮,鼻干,口干,臭秽,烦躁,便秘,舌红苔黄,脉数。治疗宜选
    A. 白虎汤
    B. 玉女煎
    C. 泻白散
    D. 茜根散
    E. 化肝煎

35. 患者口干唇燥,口渴多饮,尿频量多,混浊如脂膏,时或烦躁,遗精,舌质红,脉沉细数。治疗宜选用
    A. 左归丸
    B. 玉女煎
    C. 消渴方
    D. 白虎加人参汤
    E. 知柏地黄丸

36. 沈某,男,45岁。症见小便短赤灼热,尿血鲜红,心烦口渴,口舌生疮,舌红,脉数。其证型是
    A. 肾气不固证
    B. 下焦热盛证
    C. 脾不统血证
    D. 肾虚火旺证
    E. 肾阴不足证

37. 金某,女,48岁。胸胁疼痛,咳唾引痛,呼吸困难,咳逆气喘,息促不能平卧,病侧肋间胀满,可见左侧胸廓隆起,舌苔薄白腻,脉沉弦。其首选方剂是
    A. 苓桂术甘汤
    B. 甘遂半夏汤

C. 小青龙汤
D. 椒目瓜蒌汤合十枣汤
E. 柴枳半夏汤

38. 孙某,男,65岁。症见咳逆喘满不得卧,痰吐白沫,量多,伴肢体浮肿,每遇寒即发,舌苔白滑,脉弦紧。其首选方剂是
    A. 十枣汤
    B. 甘遂半夏汤
    C. 己椒苈黄丸
    D. 小青龙汤
    E. 苓桂术甘汤

39. 崔某,女,45岁。症见尿频量多,混浊如脂膏,腰膝酸软,头晕耳鸣,口舌干燥,舌红少苔,脉细数。其治法是
    A. 清热化湿
    B. 健脾益胃
    C. 滋阴固肾
    D. 清利湿热
    E. 滋肾固涩

40. 高某,男,46岁。虚劳患者,症见面色萎黄,食少,形寒,神疲乏力,少气懒言,腹中冷痛,肠鸣泄泻,甚则完谷不化,每因受寒和饮食不慎而发,舌淡苔白,脉虚弱。其首选方剂是
    A. 归脾汤
    B. 补中益气汤
    C. 参苓白术散
    D. 附子理中汤
    E. 黄芪建中汤

41. 患者咳逆阵作,痰中带血,时时汗出,胸胁胀痛,口苦咽干,尿黄便秘,舌红苔薄黄,脉弦数。其诊断是
    A. 肺痨阴虚火旺证
    B. 咳血肝火犯肺证
    C. 喘证肺气郁痹证

D. 肺痈成痈期
E. 咳嗽痰热郁肺证

42. 患者朱某,男,50岁。素有咳喘少痰,腰膝酸软,头晕,舌红,脉细数,重按无力,久治不愈,近来入寐汗出,沾衣湿被。辨证为肾阴亏之盗汗证,应选用
A. 当归汤
B. 当归六黄汤
C. 知柏地黄丸
D. 八仙长寿丸
E. 清燥救肺汤

43. 患者腰痛,腹胀,尿血,腰腹部肿块,纳差,呕吐,气短,乏力,便溏。宜选方为
A. 八正散
B. 大补元煎
C. 左归丸
D. 金匮肾气丸
E. 附子理中丸

44. 孙某,女,38岁。症见关节肌肉酸痛,时轻时重,涉及全身数个大关节,活动后疼痛加剧,阴雨天更甚,舌苔薄白,脉濡缓。其首选方剂是
A. 乌头汤
B. 防风汤
C. 薏苡仁汤
D. 独活寄生汤
E. 白虎加桂枝汤

45. 侯某,女,62岁。痉证患者,现症见头痛,项背强直,发热不恶寒,汗出恶风,肢体酸重,苔薄白,脉浮。其首选方剂是
A. 葛根汤
B. 玉真散
C. 羌活胜湿汤
D. 瓜蒌桂枝汤
E. 五虎追风散

46. 患者2个月来关节肿大窜痛,屈伸不利,恶风怕冷,虽经治疗,症无改善,又增关节局部灼热,口干便燥,脉滑稍数,舌苔薄黄。主方宜选用
A. 白虎桂枝汤
B. 薏苡仁汤
C. 防风汤
D. 桂枝芍药知母汤
E. 犀角散

47. 患者,男,61岁。病久饮郁化热,证见喘满胸闷,脘腹痞坚,面色黧黑,烦渴,苔腻而黄。治疗宜用
A. 己椒苈黄丸
B. 葶苈大枣泻肺汤
C. 苓桂术甘汤
D. 木防己汤
E. 五苓散

48. 患者病起发热,热后突然出现肢体软弱无力,肌肉瘦削,皮肤干燥,心烦口渴,咳呛少痰,咽干不利。治疗该证的代表方为
A. 桑杏汤
B. 六味地黄丸
C. 虎潜丸
D. 加味二妙散
E. 清燥救肺汤

49. 某女性患者,40岁,慢性腹泻,大便溏薄,每因饮食不慎而发作,身重体倦,腹胀肠鸣,少食纳呆,舌淡苔白腻,脉沉。因前医屡用清利之品,而出现形寒怕冷,腹中冷痛,脉沉迟。治法宜用
A. 健脾益气
B. 温中散寒
C. 回阳救逆
D. 健脾化湿
E. 温肾固涩

50. 某男,30岁,发热1周入院。入院次日热势转剧(体温39.5℃),伴白睛黄染、身黄、尿黄。第三日,症见壮热烦渴,身目黄色如金,烦躁不安,舌红绛苔黄干,脉洪大。该证应辨为

A. 黄疸胆腑郁热型
B. 黄疸湿热兼表型
C. 黄疸湿重于热型
D. 黄疸疫毒发黄型
E. 黄疸热重于湿型

二、A3/A4 型题

答题说明

以下提供若干个案例,每个案例下设若干考题。请根据各考题题干所提供的信息,在每题下面的 A、B、C、D、E 五个备选答案中选择一个最佳答案。

(51~54题共用题干)

张某,34岁。症见上气咳逆阵作,咳时面赤,常感痰滞咽喉,咳之难出,量少质黏,或痰如絮状,咳引胸胁胀痛,咽干口苦。症状可随情绪波动而增减。舌红或舌边尖红,舌苔薄黄,脉弦数。

51. 本病当诊断为
   A. 感冒
   B. 咳嗽
   C. 肺痨
   D. 肺胀
   E. 肺痿

52. 本病证型为
   A. 肝火犯肺证
   B. 风热犯肺证
   C. 风燥伤肺证
   D. 肺阴亏虚证
   E. 痰热郁肺证

53. 本病例的治法是
   A. 疏风清肺,润燥止咳
   B. 疏风清肺,宣肺止咳
   C. 清热肃肺,豁痰止咳
   D. 清肺泻肝,顺气降火
   E. 滋阴润肺,化痰止咳

54. 治疗本病的基础方是
   A. 泻白散
   B. 桑菊饮
   C. 清金化痰汤

D. 黛蛤散合加减泻白散
E. 麦门冬汤

(55~58题共用题干)

李某,男,43岁。哮喘反复发作7年,近1周来频繁发作,喉中痰鸣如吼,喘而气粗,咳黄黏稠痰,排吐不利,胸闷胁胀,咳则尤甚,口干面赤自汗,指端微绀,舌红苔黄腻,脉滑数。

55. 本病例诊断为
   A. 风痰哮
   B. 冷哮
   C. 热哮
   D. 虚哮
   E. 寒包热哮

56. 本病例的治法为
   A. 清热化痰,宣肺定喘
   B. 祛风涤痰,降气平喘
   C. 补肺纳肾,降气化痰
   D. 解表散寒,清热化痰
   E. 宣肺散寒,化痰平喘

57. 下列哪条方剂适宜本病例
   A. 三子养亲汤
   B. 厚朴麻黄汤
   C. 越婢加半夏汤
   D. 定喘汤
   E. 小青龙加石膏汤

58. 本病例痰吐稠黄,需加下列哪组药物
   A. 山萸肉、五味子、麦冬

B. 鱼腥草、射干、知母、海蛤壳
C. 射干、葶苈子、苏子
D. 厚朴、半夏、陈皮
E. 苏叶、蝉蜕、苍耳草

(59~61题共用题干)

患者张某,女性,16岁。其癫痫病史半年,发作时昏仆、抽搐、吐涎。病情较轻时10天左右发作一次,严重时每日发作,现病人易怒心烦,口苦咽干,大便偏干,小便黄赤,舌红苔黄腻,脉滑。

59. 其辨证分型是
 A. 风痰闭阻证
 B. 痰火扰神证
 C. 瘀阻脑络证
 D. 心脾两虚证
 E. 心肾亏虚证

60. 其治法是
 A. 补益气血,健脾宁心
 B. 补益心肾,潜阳安神
 C. 活血化瘀,息风通络
 D. 涤痰息风,开窍定痫
 E. 清热泻火,化痰开窍

61. 其治疗应首选的方剂是
 A. 六君子汤合归脾汤
 B. 左归丸合天王补心丹
 C. 通窍活血汤
 D. 龙胆泻肝汤合涤痰汤
 E. 定痫丸

(62~66题共用题干)

某男,63岁,2小时前活动中出现心胸疼痛,胸部闷窒,伴心悸、喘促、汗出,含化复方丹参滴丸等药治疗无效。现病人仍心前区疼痛、胸中闷窒、动则加重,心中恐惧,汗出,舌体胖大,舌质暗淡苔白,脉细无力。

62. 首先考虑为何病
 A. 胸痹
 B. 真心痛

C. 胃痛
D. 胁痛
E. 喘证

63. 证候为
 A. 心脉瘀阻证
 B. 气滞心胸证
 C. 气虚血瘀证
 D. 寒凝心脉证
 E. 正虚阳脱证

64. 治法为
 A. 活血化瘀,通脉止痛
 B. 辛温散寒,宣通心阳
 C. 温补心阳,散寒通脉
 D. 益气活血,通脉止痛
 E. 回阳救逆,益气固脱

65. 若病人出现口干、舌红,应
 A. 改用增液汤
 B. 改用益胃汤
 C. 加麦冬、生地黄
 D. 加天花粉、沙参
 E. 改用天王补心丹合炙甘草汤

66. 若病人刺痛重,宜加
 A. 柴胡、郁金
 B. 川楝子、玄胡索
 C. 木香、陈皮、砂仁
 D. 莪术、玄胡索,吞三七粉
 E. 仅用血府逐瘀汤

(67~71题共用题干)

某女,28岁,因情志不遂,致脘腹痞满月余,现病人胃脘部满闷,胸膈胀闷,按之不痛,头晕身重,纳呆,偶有恶心,口不渴,苔白腻而厚,脉沉滑。

67. 其辨证为
 A. 肝气犯胃之呕吐
 B. 痰湿中阻之眩晕
 C. 肝胃不和之痞满
 D. 饮食内停之痞满
 E. 痰湿中阻之痞满

68. 其治法为
   A. 疏肝理气,和胃降逆
   B. 温中化饮,和胃降逆
   C. 健脾益气,和胃降逆
   D. 除湿化痰,理气和中
   E. 补气健脾,升清降浊

69. 该患者应首选何方
   A. 保和丸加减
   B. 补中益气汤加减
   C. 四七汤加减
   D. 二陈平胃散加减
   E. 越鞠丸合枳术丸加减

70. 若病人胀满甚,苔腻水滑可加
   A. 枳实、苏梗、桔梗
   B. 大黄、枳实、厚朴
   C. 旋覆花、代赭石
   D. 鸡内金、麦芽、山楂
   E. 陈皮、木香、香附

71. 若病人兼脾胃虚弱可
   A. 加党参、白术、砂仁
   B. 加黄芪、甘草、饴糖
   C. 加附子、肉桂、干姜
   D. 改用补中益气汤
   E. 加大剂量补气养血药

(72~75题共用题干)

患者,女,48岁。近2年来,其情绪易于激动,常因情绪不舒出现呕吐。1天前再次发作,症见呕吐吞酸,时有嗳气,叹息,胸胁胀满,舌红,脉弦。

72. 本患者呕吐属于哪种证型
   A. 外邪犯胃证
   B. 饮食停滞证
   C. 肝气犯胃证
   D. 痰饮内阻证
   E. 胃阴不足证

73. 其治法为
   A. 疏肝理气,和胃止呕
   B. 疏肝解郁,理气止痛
   C. 解表疏邪,和胃消痞
   D. 消食化滞,和胃降逆
   E. 顺气解郁,和胃降呃

74. 首选方剂为
   A. 柴胡疏肝散加减
   B. 越鞠丸合枳术丸加减
   C. 五磨饮子加减
   D. 四七汤加减
   E. 藿香正气散加减

75. 若病人兼见胸胁刺痛、舌有瘀点,可加
   A. 半夏、吴茱萸
   B. 半夏、茯苓
   C. 左金丸
   D. 黄芩、半夏
   E. 膈下逐瘀汤

(76~78题共用题干)

姜某,男,29岁。患者平素身体壮实,3天前出现纳食不佳,厌食油腻,神疲乏力,发热口渴,随后身目俱黄,黄色鲜明,腹部胀满,口苦,恶心欲吐,大便秘结,小便短少黄赤,舌红苔黄腻,脉弦数。

76. 此时最佳治疗的方剂是
   A. 茵陈蒿汤
   B. 茵陈五苓散
   C. 茵陈术附汤
   D. 甘露消毒丹
   E. 猪苓汤

77. 若该患者既往有胆结石病史,突然右胁疼痛,牵引肩背,身目黄染,恶寒发热,大便色淡、灰白。治疗当用
   A. 小柴胡汤
   B. 大柴胡汤
   C. 柴芩温胆汤
   D. 黄连温胆汤
   E. 黄连解毒汤

78. 若因虫体阻滞胆道,突然出现身目黄染,胁痛时发时止,痛而有钻顶感。治疗当用
   A. 柴胡疏肝散

B. 龙胆泻肝汤
C. 大柴胡汤
D. 小柴胡汤
E. 乌梅丸

(79~81题共用题干)

患者,女,腹中气聚,攻窜胀痛,时聚时散,脘闷纳呆,舌苔白腻,脉象弦缓。

79. 辨证属于何型积聚
   A. 肝气郁滞证
   B. 寒湿中阻证
   C. 食滞痰阻证
   D. 气滞血阻证
   E. 食热积滞证

80. 治法宜用
   A. 疏肝解郁,行气消聚
   B. 导滞通便,理气化痰
   C. 温中散寒,行气化湿
   D. 理气活血,通络消积
   E. 补气养血,健胃消痞

81. 最佳治疗方剂是
   A. 逍遥散
   B. 金铃子散
   C. 失笑散
   D. 木香顺气散
   E. 柴胡疏肝散

(82~85题共用题干)

患者,女,46岁。其慢性肝炎8年,近1月病情加重,腹大坚满,脘腹绷急,外坚内胀,拒按,烦热口苦,渴不欲饮,小便赤涩,大便秘结或溏垢,面目肌肤发黄,舌边尖红苔黄腻,脉弦数。

82. 其诊断是
   A. 鼓胀之阳虚水泛证
   B. 鼓胀之水湿困脾证
   C. 鼓胀之瘀结水留证
   D. 鼓胀之阴虚水停证
   E. 鼓胀之水热蕴结证

83. 其治法是
   A. 温中健脾,行气利水
   B. 温补脾肾,化气利水
   C. 清热利湿,攻下逐水
   D. 活血化瘀,行气利水
   E. 滋肾柔肝,养阴利水

84. 首选方是
   A. 中满分消丸
   B. 调营饮
   C. 实脾饮
   D. 附子理苓汤
   E. 六味地黄丸

85. 服上方10天后,小便量多,腹胀减轻,但仍黄疸较重,上方可加
   A. 车前子、五味子
   B. 茵陈蒿汤
   C. 五苓散
   D. 薏苡仁、扁豆
   E. 青皮、陈皮、槟榔

(86~88题共用题干)

患者,男性,27岁。3天前因汗出受风诱发头身痛、恶寒、发热、咽痛,随即出现颜面及双下肢水肿,自服"解热镇痛药"热退肿不消。刻下症见颜面及双下肢水肿,尿少色黄赤,腰痛,周身不舒,咽喉红肿疼痛,舌暗红苔薄黄,脉滑数而见浮象。

86. 应诊断为
   A. 感冒
   B. 水肿阳水
   C. 腰痛
   D. 肺胀
   E. 水肿阴水

87. 辨证为
   A. 风热证
   B. 风水泛滥证
   C. 水湿浸渍证
   D. 湿热壅盛证
   E. 痰热壅肺证

88.治应以何方
 A.麻黄连翘赤小豆汤合五味消毒饮
 B.五皮饮合胃苓汤
 C.银翘散
 D.四妙丸合麻杏石甘汤
 E.越婢加术汤

(89~93题共用题干)
某女,32岁。症见小便点滴不通,或量少而短赤灼热,小腹胀满,口苦口黏,大便不畅,舌质红苔黄腻,脉数。

89.其诊断为
 A.癃闭
 B.热淋
 C.腹痛
 D.血淋
 E.气淋

90.其治法为
 A.清热利湿,排石通淋
 B.清热利湿通淋
 C.疏利气机,通利小便
 D.清热通淋,凉血止血
 E.宣肺利水

91.其选方为
 A.石韦散
 B.八正散
 C.小蓟饮子
 D.沉香散
 E.清肺饮

92.患者若兼心烦、口舌生疮、糜烂,可合
 A.小承气汤
 B.滋肾通关丸
 C.五磨饮子
 D.黄连上清丸
 E.导赤散

93.若湿热久恋下焦,导致肾阴灼伤而出现口干咽燥,潮热盗汗,手足心热,舌光红,则可改用
 A.黄连温胆汤加大黄、丹参

 B.滋肾通关丸加苍术、黄柏等
 C.滋肾通关丸加生地黄、车前子、川牛膝等
 D.清开灵注射液
 E.六味地黄丸

(94~96题共用题干)
患者,女性,40岁。大便出血,血色红,伴食少、体倦、面色萎黄、心悸、少寐,舌质淡,脉细。

94.其证候为
 A.湿热下注证
 B.脾胃虚寒证
 C.气虚不摄证
 D.气虚血溢证
 E.胃热壅盛证

95.病机为
 A.中焦虚寒,统血无力
 B.湿热内蕴,脉络受损
 C.胃热内郁,热伤胃络
 D.虚火内炽,灼伤胃络
 E.中气亏虚,气不摄血

96.治法是
 A.滋阴降火,凉血止血
 B.益气摄血
 C.健脾温中,养血止血
 D.清化湿热,凉血止血
 E.清胃泻火,化瘀止血

(97~100题共用题干)
患者,男性,63岁。头摇肢颤5年余,筋脉拘挛,畏寒肢冷,四肢麻木,心悸懒言,动则气短,自汗,小便清长,舌淡苔薄白,脉沉迟无力。

97.该病证候为
 A.阳气虚衰证
 B.肾阳虚证
 C.脾肾阳虚证
 D.肾阴虚证
 E.脾气虚证

98. 治则为
    A. 健脾益肾,舒筋活络
    B. 滋阴补肾,濡养筋脉
    C. 补肾助阳,温煦筋脉
    D. 健脾益气,以养筋脉
    E. 温补肾阳
99. 代表方剂是
    A. 六味地黄丸
    B. 大补元煎
    C. 归脾汤
    D. 金匮肾气丸
    E. 地黄饮子
100. 若患者大便稀溏较著,可加用
    A. 补骨脂、肉豆蔻
    B. 干姜、肉豆蔻
    C. 肉桂、干姜
    D. 肉桂、吴茱萸
    E. 五味子、吴茱萸

参 考 答 案

基 础 知 识

1. D	2. D	3. C	4. C	5. A	6. A	7. E	8. E	9. C	10. C
11. C	12. C	13. A	14. A	15. A	16. E	17. E	18. D	19. C	20. D
21. C	22. B	23. C	24. C	25. D	26. C	27. D	28. C	29. D	30. B
31. C	32. E	33. C	34. E	35. C	36. D	37. B	38. B	39. D	40. A
41. D	42. B	43. A	44. B	45. C	46. A	47. D	48. C	49. D	50. E
51. D	52. E	53. B	54. A	55. B	56. A	57. B	58. B	59. A	60. B
61. B	62. A	63. A	64. C	65. D	66. D	67. E	68. B	69. A	70. D
71. A	72. D	73. E	74. A	75. D	76. C	77. A	78. D	79. A	80. E
81. B	82. C	83. C	84. E	85. C	86. C	87. A	88. E	89. D	90. E
91. A	92. D	93. C	94. C	95. E	96. B	97. E	98. A	99. D	100. C

相关专业知识

1. B	2. D	3. C	4. D	5. D	6. E	7. E	8. C	9. C	10. C
11. A	12. E	13. B	14. B	15. D	16. D	17. C	18. A	19. B	20. C
21. B	22. C	23. A	24. A	25. A	26. E	27. A	28. E	29. E	30. D
31. B	32. E	33. D	34. B	35. A	36. D	37. A	38. E	39. C	40. D
41. B	42. D	43. D	44. D	45. B	46. A	47. A	48. E	49. D	50. A
51. A	52. A	53. D	54. D	55. D	56. D	57. D	58. A	59. D	60. B
61. A	62. B	63. A	64. B	65. C	66. B	67. E	68. B	69. D	70. A
71. D	72. D	73. B	74. A	75. D	76. C	77. B	78. C	79. A	80. B
81. D	82. B	83. E	84. D	85. B	86. A	87. B	88. E	89. C	90. B
91. B	92. A	93. D	94. C	95. A	96. C	97. E	98. C	99. D	100. A

专业知识

1. C	2. D	3. E	4. A	5. C	6. A	7. B	8. C	9. A	10. A
11. D	12. A	13. A	14. E	15. B	16. B	17. E	18. A	19. D	20. A
21. A	22. D	23. E	24. A	25. A	26. A	27. B	28. B	29. C	30. D
31. B	32. B	33. B	34. C	35. B	36. C	37. B	38. B	39. A	40. C
41. E	42. E	43. B	44. C	45. C	46. A	47. D	48. D	49. C	50. A
51. A	52. C	53. B	54. E	55. B	56. E	57. A	58. A	59. C	60. D
61. E	62. E	63. C	64. D	65. A	66. D	67. A	68. A	69. B	70. B
71. B	72. A	73. A	74. E	75. D	76. B	77. A	78. D	79. A	80. E
81. B	82. E	83. C	84. E	85. B	86. C	87. A	88. D	89. A	90. E
91. B	92. D	93. D	94. C	95. C	96. E	97. D	98. B	99. B	100. E

专业实践能力

1. D	2. B	3. E	4. E	5. C	6. A	7. B	8. A	9. A	10. E
11. B	12. B	13. A	14. D	15. D	16. E	17. E	18. B	19. B	20. E
21. E	22. C	23. D	24. B	25. B	26. B	27. E	28. B	29. B	30. B
31. E	32. D	33. A	34. D	35. E	36. B	37. D	38. A	39. C	40. D
41. B	42. D	43. B	44. C	45. D	46. D	47. D	48. E	49. B	50. D
51. B	52. A	53. D	54. D	55. C	56. A	57. D	58. B	59. B	60. E
61. D	62. B	63. C	64. D	65. C	66. D	67. E	68. D	69. D	70. A
71. A	72. C	73. D	74. D	75. E	76. A	77. D	78. E	79. B	80. C
81. D	82. E	83. C	84. A	85. B	86. B	87. B	88. E	89. A	90. B
91. B	92. E	93. C	94. C	95. E	96. B	97. A	98. C	99. E	100. B

试卷标识码：

全国中医药专业技术资格考试

中医内科专业（中级）押题秘卷（二）

考试日期： 年 月 日

考生姓名：＿＿＿＿＿＿

准考证号：＿＿＿＿＿＿

考　　点：＿＿＿＿＿＿

考 场 号：＿＿＿＿＿＿

一、A 型题（单句型最佳选择题）

答题说明

以下每一道考题下面有 A、B、C、D、E 五个备选答案。请从中选择一个最佳答案。

1. 用阴阳学说来说明人体的组织结构,肾的属性是
   A. 藏元阳为阳脏
   B. 阳中之阳脏
   C. 阳中之阴脏
   D. 阴中之阳脏
   E. 阴中之阴脏

2. 根据五色主病的特点,肾病所见的面色应是
   A. 青色
   B. 红色
   C. 黑色
   D. 白色
   E. 黄色

3. "水谷气血之海"指的是
   A. 冲脉
   B. 小肠
   C. 大肠
   D. 胃
   E. 膀胱

4. 促进人体性腺发育成熟的物质是
   A. 血液
   B. 天癸
   C. 肝气
   D. 肾气
   E. 宗气

5. 脾统血的主要机制是
   A. 控制血液的流速
   B. 增加内脏血容量
   C. 调节外周血容量
   D. 固摄血液在脉内运行
   E. 控制血液的生成

6. 与毛发荣枯关系最密切的物质是
   A. 精与气
   B. 津与液
   C. 气与血
   D. 气与津
   E. 精与血

7. 行于脉内的气是
   A. 卫气
   B. 营气
   C. 宗气
   D. 元气
   E. 心气

8. 十二经脉的功能活动反应于体表的部位是
   A. 孙络
   B. 十二经筋
   C. 十二皮部
   D. 十五别络
   E. 浮络

9. 产生薄厥的病因是
   A. 过度恐惧,恐则气下
   B. 过度嬉笑,喜则气缓
   C. 过度愤怒,怒则气上
   D. 过度悲哀,悲则气消
   E. 过度思虑,思则气结

10. "不得虚,邪不能独伤人",主要指的是
    A. 邪气是发病的重要条件
    B. 邪气伤人,必伤人体的正气
    C. 正气不足,邪气易于侵犯人体
    D. 正气不足,邪气亢盛
    E. 正气虚弱,邪气不足

11. 最容易产生内燥病变的脏腑是
    A. 肺、胃、三焦
    B. 胃、肾、三焦
    C. 肝、胃、大肠
    D. 肺、胃、大肠
    E. 肺、脾、肾

12. 阳气不足之人,慎用寒凉药物,属于的治则是
    A. 因时制宜
    B. 因人制宜
    C. 因地制宜
    D. 治病求本
    E. 扶正祛邪

13. 治疗瘀血所致的崩漏,应选用的治法是
    A. 收涩止血法
    B. 塞因塞用法
    C. 益气摄血法
    D. 通因通用法
    E. 温补肝肾法

14. 《素问·六微旨大论》中的"是以升降出入,无器不有",说明了气的运动具有
    A. 代表性
    B. 对立性
    C. 普遍性
    D. 特殊性
    E. 相关性

15. 下列不属于《素问·玉机真藏论》"五实"内容的是
    A. 腹胀
    B. 前后不通
    C. 闷瞀
    D. 饮食不入
    E. 皮热

16. 桂枝甘草汤证的主要表现为
    A. 脉结代,心动悸
    B. 心下悸,欲得按
    C. 心中悸而烦
    D. 气从少腹上冲心
    E. 心下逆满

17. 柴胡桂枝汤的组成是
    A. 小柴胡加桂枝
    B. 桂枝汤加柴胡
    C. 小柴胡汤与桂枝汤各取半量合方
    D. 由柴胡与桂枝组成
    E. 大柴胡汤加桂枝

18. 不属于太阴脏虚寒证的症状是
    A. 胸下结硬
    B. 腹满
    C. 呕吐,食不下
    D. 自利不渴
    E. 时腹自痛

19. 下列何症不会在枳实栀子豉汤证中出现
    A. 发热
    B. 口渴
    C. 心烦懊憹
    D. 小便不利
    E. 少寐

20. 《金匮要略》论中风,邪在于经可见
    A. 肌肤不仁
    B. 即重不胜
    C. 口吐涎
    D. 舌即难言
    E. 喎僻不遂

21. 《金匮要略》论寒疝的主症是
    A. 腹痛
    B. 厥冷
    C. 便秘
    D. 冷汗出

E. 阴囊偏大偏小

22. 下列各项中,属于瓜蒌桂枝汤中选用瓜蒌根为主药治疗的临床依据是
A. 身体强几几
B. 汗出
C. 恶风
D. 脉沉迟
E. 无汗而小便反少

23. 春温的诊断要点中,不妥当的是
A. 发生于春季
B. 初起即见里热证候
C. 初起皆兼卫表证
D. 易出现动风、闭窍、动血等危重症
E. 后期易伤肝肾之阴

24. 五叶芦根汤可用于下列何证
A. 湿温后期,余湿未尽证
B. 风温后期,肺胃阴伤证
C. 春温后期,邪留阴分证
D. 暑湿后期,肺胃气液两虚证
E. 湿温后期,湿胜阳微证

25. 下列炮制方法的目的,不属降低毒副作用的是
A. 延胡索醋制
B. 常山酒炒
C. 甘遂醋制
D. 半夏姜矾水制
E. 巴豆压油取霜

26. 平性药的含义是
A. 性味甘淡的药物
B. 作用比较缓和的药物
C. 寒热之性均具备的药物
D. 寒、热之性不甚明显的药物
E. 升浮、沉降作用趋向不明显的药物

27. 中药的毒性是
A. 配伍不当出现的反应
B. 药不对证出现的不良反应
C. 常规剂量出现的与治疗无关的不适反应
D. 中药的偏性
E. 服药后出现的过敏反应

28. 性能功效相类似的药物配合应用可增强原有疗效的配伍关系是
A. 相须
B. 相使
C. 相畏
D. 相杀
E. 相恶

29. 健胃消食药的服药时间是
A. 饭前服
B. 饭后服
C. 多次分服
D. 空腹时服
E. 腹痛时服

30. 贝壳、甲壳、化石等类药物入汤剂的用法是
A. 先煎
B. 后下
C. 另煎
D. 布包煎
E. 烊化兑服

31. 辛温解表药主要归经是
A. 心、肺
B. 肺、肝
C. 脾、胃
D. 肺、脾
E. 肺、膀胱

32. 长于鼓舞脾胃清阳之气而治疗湿热泻痢、脾虚泄泻的药物是
A. 葛根

B. 薄荷

C. 桑叶

D. 芦根

E. 天花粉

33. 关于大黄的使用禁忌,说法错误的是

A. 妇女月经期慎用

B. 妇女哺乳期慎用

C. 孕妇便秘忌用

D. 孕妇忌用

E. 阴疽忌用

34. 既能祛风湿、通经络,又能降压、解毒的药物是

A. 独活

B. 豨莶草

C. 络石藤

D. 忍冬藤

E. 桑寄生

35. 下列各项,不属厚朴功效的是

A. 行气

B. 活血

C. 燥湿

D. 消积

E. 平喘

36. 善于治疗膏淋的药物是

A. 滑石

B. 萆薢

C. 石韦

D. 车前子

E. 海金沙

37. 既能温中回阳,又能温肺化饮的药物是

A. 生姜

B. 干姜

C. 炮姜

D. 煨姜

E. 高良姜

38. 功用与枳实相同,但作用缓和,以行气宽中除胀为主的药物是

A. 佛手

B. 枳壳

C. 木香

D. 陈皮

E. 香橼

39. 既能消食健胃,又能涩精止遗,还可治疗小儿脾虚疳积的药物是

A. 麦芽

B. 乌梅

C. 莱菔子

D. 银柴胡

E. 鸡内金

40. 下列各项,不能驱绦虫的药物是

A. 使君子

B. 槟榔

C. 南瓜子

D. 雷丸

E. 鹤草芽

41. 蒲黄具有的功效是

A. 止血,化瘀,利尿

B. 止血,温胃,行气

C. 止血,敛肺,下气

D. 止血,敛肺,止咳

E. 止泻,活血,定痛

42. 下列各项,不能治疗乳汁不下的药物是

A. 木通、通草

B. 冬葵子、刺蒺藜

C. 穿山甲、王不留行

D. 漏芦、路路通

E. 橘叶、益母草

43. 能破血除痹,长于治疗风湿肩臂疼痛的药物是
   A. 川芎
   B. 羌活
   C. 鸡血藤
   D. 桑枝
   E. 姜黄

44. 下列选项,不属镇心安神药组的是
   A. 龙骨、牡蛎
   B. 朱砂、磁石
   C. 龟甲、鳖甲
   D. 珍珠、琥珀
   E. 珍珠母、紫贝齿

45. 具有平肝疏肝功效的药物是
   A. 钩藤
   B. 薄荷
   C. 柴胡
   D. 刺蒺藜
   E. 沙苑子

46. 下列各项,说法错误的是
   A. 开窍药的功效主要是开窍醒神
   B. 开窍药主要用于神志昏迷之证
   C. 开窍药的作用有凉开与温开之别
   D. 开窍药为急救治标之品
   E. 开窍药多制成丸散成药服用

47. 下列选项,不属甘草归经的是
   A. 脾
   B. 肺
   C. 胃
   D. 肝
   E. 心

48. 被誉为"久泻久痢之涩肠止泻圣药"的是
   A. 罂粟壳
   B. 五倍子
   C. 肉豆蔻
   D. 五味子
   E. 赤石脂

49. 外用解毒杀虫疗疮,内服补火助阳通便的药物是
   A. 雄黄
   B. 肉苁蓉
   C. 硫黄
   D. 白矾
   E. 蛇床子

50. 拔毒化腐生肌药多含砷、汞、铅等元素,多具剧烈毒性或强大刺激性。下列使用方法中错误的是
   A. 外用不可过量和过久应用
   B. 有些药不宜用于头面及黏膜
   C. 应该视病情而确定用法
   D. 不可口服
   E. 应该严格控制剂量和用法

51. 煅法属于的炮制方法是
   A. 修治
   B. 水制
   C. 火制
   D. 水火共制
   E. 其他制法

52. 具有补肺肾、纳气平喘功效的药物是
   A. 龙骨
   B. 牡蛎
   C. 磁石
   D. 蛤蚧
   E. 白果

53. 具有补肝肾、行血脉、强筋骨功效,有补而不滞优点的药物是
   A. 桑寄生
   B. 杜仲

C. 五加皮
D. 狗脊
E. 续断

54. 鹿茸具有的功效是
    A. 补肾阴,益精血
    B. 补肾阳,益精血
    C. 补肾阴,祛风湿
    D. 补肾阳,祛风湿
    E. 补肾阴,止胎动

55. 下列各项,属于反佐药范畴的是
    A. 降低君臣药之毒
    B. 缓和君臣药之峻
    C. 监制君臣药之偏
    D. 防止邪甚而拒药
    E. 协助君臣药之力

56. 麻黄、杏仁同用的方剂是
    A. 麻子仁丸
    B. 杏苏散
    C. 桂枝汤
    D. 桑杏汤
    E. 麻黄汤

57. 下列各项是对十枣汤使用注意事项的描述,其中欠妥的是
    A. 根据患者耐药性酌情增减药量
    B. 宜清晨空腹时服用
    C. 年老体弱者慎用
    D. 宜从大剂量开始
    E. 孕妇忌用

58. 逍遥散中配伍薄荷的用意是
    A. 疏肝散热
    B. 散肝舒脾
    C. 升发清阳
    D. 行气疏肝
    E. 清利头目

59. 白虎汤中配伍粳米、炙甘草的主要用意是
    A. 健脾益气
    B. 健脾止泻
    C. 益气和中
    D. 益胃生津
    E. 调和药性

60. 主治阴暑证的方剂是
    A. 杏苏散
    B. 桑杏汤
    C. 参苏饮
    D. 香薷散
    E. 益元散

61. 回阳救急汤组成中含有的药物是
    A. 生附子、炒白术
    B. 生白术、制半夏
    C. 熟附子、五味子
    D. 桂枝、陈皮
    E. 干姜、麝香

62. 肾气丸、右归丸、地黄饮子三方组成中均含有的药物是
    A. 山茱萸、泽泻、山药、熟地黄
    B. 山茱萸、附子、山药、熟地黄
    C. 山茱萸、附子、肉桂、地黄
    D. 鹿角胶、熟地黄、附子、肉桂
    E. 鹿角胶、附子、肉桂、茯苓

63. 四神丸中"姜枣同煮,枣肉为丸"的用意是
    A. 调和营卫
    B. 温补脾胃
    C. 补中养血
    D. 调和诸药
    E. 温中止泻

64. 朱砂安神丸的功用是
    A. 养心安神,滋阴补肾
    B. 补肾宁心,益智安神

C. 益阴明目,重镇安神
D. 镇心安神,清热养血
E. 清热开窍,镇痉安神

65. 紫雪的主治病证是
    A. 热闭内陷心包证
    B. 痰热内闭心包证
    C. 热盛动风证
    D. 暑令时疫
    E. 暑秽

66. 苏子、苏叶同用的方剂是
    A. 香苏散
    B. 参苏饮
    C. 半夏厚朴汤
    D. 苏子降气汤
    E. 三子养亲汤

67. 桂枝茯苓丸的功用是
    A. 活血化瘀,行气止痛
    B. 活血化瘀,缓消癥块
    C. 活血化瘀,疏肝通络
    D. 活血化瘀,散结止痛

E. 化瘀消肿,定痛止血

68. 下列各项,不属于小活络丹组成的药物是
    A. 没药
    B. 地龙
    C. 甘草
    D. 川乌
    E. 草乌

69. 百合固金汤和养阴清肺汤两方组成中均含有的药物是
    A. 白芍、甘草
    B. 牡丹皮、当归
    C. 麦冬、贝母
    D. 生地黄、玄参
    E. 桔梗、薄荷

70. 猪苓汤中配伍阿胶的用意是
    A. 滋阴润燥
    B. 滋阴止咳
    C. 养血益气
    D. 补血止血
    E. 滋阴补血

二、B型题（标准配伍题）

答题说明

以下提供若干组考题,每组考题共用在考题前列出的A、B、C、D、E五个备选答案。请从中选择一个与问题关系最密切的答案。某个备选答案可能被选择一次、多次或不被选择。

(71～72题共用备选答案)
A. 怒
B. 喜
C. 悲
D. 恐
E. 思

71. 喜所胜的是
72. 恐所胜的是

(73～74题共用备选答案)
A. 开泄
B. 火热
C. 炎上
D. 黏滞
E. 凝滞

73. 暑为阳邪的特性是
74. 火为阳邪的特性是

(75~76题共用备选答案)
A. 风
B. 火
C. 燥
D. 心
E. 热

75. 诸涩枯涸,干劲皱揭,皆属于
76. 诸痛痒疮,皆属于

(77~78题共用备选答案)
A. 里热炽盛,迫津外越
B. 营卫失和,卫不固营
C. 肠胃实热,迫津外越
D. 阳气虚衰,卫阳不固
E. 热郁于里,郁热上蒸

77. 桂枝汤证汗出的病机是
78. 白虎加人参汤证汗出的病机是

(79~80题共用备选答案)
A. 湿阻膜原,湿重热轻
B. 邪遏卫气,湿重于热
C. 湿热并重,阻于中焦
D. 湿重于热,困阻中焦
E. 湿热并重,弥漫三焦

79. 症见身热汗出不解,口渴不欲多饮,脘痞呕恶,心中烦闷,便溏色黄,小便短赤,苔黄腻,脉濡数。证属
80. 症见身热不扬,胸闷脘痞,恶心欲吐,渴不欲饮,大便溏泄,小便混浊,苔白腻,脉濡缓。证属

(81~82题共用备选答案)
A. 薄荷
B. 牛蒡子
C. 蝉蜕
D. 荆芥
E. 浮萍

81. 功能疏散风热、解毒透疹、消肿利咽的药物是
82. 功能疏散风热、明目透疹、息风止痉的药物是

(83~84题共用备选答案)
A. 甘遂
B. 芫花
C. 巴豆
D. 牵牛子
E. 番泻叶

83. 具有泻水逐饮、消肿散结功效的药物是
84. 具有泻水逐饮、祛痰止咳功效的药物是

(85~86题共用备选答案)
A. 茯苓
B. 猪苓
C. 泽泻
D. 薏苡仁
E. 滑石

85. 具有利水消肿渗湿功效的药物是
86. 具有利水渗湿泄热功效的药物是

(87~88题共用备选答案)
A. 驱杀绦虫,宜研末,用温开水送服
B. 驱杀绦虫,用冷开水调,饭后服
C. 生用力佳,炒用力缓,鲜者优于陈年者
D. 驱杀姜片虫,宜文火久煎
E. 治疗疥癣,宜研末,用醋或蜂蜜涂患处

87. 槟榔的用法是
88. 南瓜子的用法是

(89~90题共用备选答案)
A. 半夏
B. 瓜蒌
C. 白芥子
D. 川贝母
E. 桔梗

89. 阴虚燥咳宜选用的药物是
90. 肺痈吐脓宜选用的药物是

(91~92题共用备选答案)
A. 寒下剂
B. 温下剂

C. 润下剂
　　D. 逐水剂
　　E. 攻补兼施剂
91. 黄龙汤属于
92. 大黄牡丹汤属于

(93～94题共用备选答案)
　　A. 益气生津,敛阴止汗
　　B. 养阴润燥,益胃生津
　　C. 敛肺止咳,益气养阴
　　D. 滋阴泻火,固表止汗
　　E. 益气固表止汗
93. 生脉散的功用是
94. 当归六黄汤的功用是

(95～96题共用备选答案)
　　A. 朱砂安神丸
　　B. 天王补心丹
　　C. 酸枣仁汤
　　D. 导赤散
　　E. 归脾汤
95. 治疗心肾阴亏血少之心悸失眠,首选的方剂是

96. 治疗心脾气血两虚之心悸失眠,首选的方剂是

(97～98题共用备选答案)
　　A. 补气固表
　　B. 补气行血
　　C. 补气生血
　　D. 补气升阳
　　E. 补气行水
97. 补阳还五汤中黄芪的配伍意义是
98. 补中益气汤中黄芪的配伍意义是

(99～100题共用备选答案)
　　A. 燥湿运脾
　　B. 健脾助运
　　C. 补气健脾
　　D. 渗湿健脾
　　E. 发汗祛湿
99. 九味羌活汤中配伍苍术的主要用意是
100. 平胃散中配伍苍术的主要用意是

一、A 型题（单句型最佳选择题）

答题说明

以下每一道考题下面有 A、B、C、D、E 五个备选答案。请从中选择一个最佳答案。

1. 带下色白量多,质稀如涕,淋沥不绝,是因
   A. 湿热下注
   B. 寒湿下注
   C. 湿毒蕴结
   D. 肝经郁热
   E. 热伤冲任

2. 消谷善饥,兼大便溏泄,此属
   A. 胃强脾弱
   B. 脾胃虚弱
   C. 湿邪困脾
   D. 胃阴不足
   E. 食滞胃脘

3. 精神不振,两目乏神,面色少华,乏力懒言,属
   A. 少神
   B. 得神
   C. 失神
   D. 假神
   E. 神乱

4. 热毒壅肺、化腐成脓者,其痰液表现是
   A. 痰黄黏稠,坚而成块
   B. 痰白而清稀
   C. 痰少而黏,难于咳出
   D. 痰中带血,血色鲜红
   E. 咳吐脓血腥臭痰

5. 外感风热表证或风寒化热者,其舌苔是
   A. 舌苔薄黄
   B. 苔黄干燥
   C. 苔黄而腻
   D. 苔淡黄滑润
   E. 苔灰黑湿润

6. 全舌青紫的主病是
   A. 瘀血阻于局部
   B. 全身性血行瘀滞
   C. 某些食物中毒
   D. 热盛伤津
   E. 阴寒内盛

7. 嗳气频作而响亮,发作因情志变化而增减,其病因是
   A. 肝气犯胃
   B. 宿食内停
   C. 脾胃虚寒
   D. 饮停胃肠
   E. 热邪犯胃

8. 咳声如犬吠,伴有声音嘶哑、呼吸困难,多见于
   A. 顿咳
   B. 白喉
   C. 肺气虚损
   D. 痰湿阻肺
   E. 阴虚肺燥

9. 具有沉按实大弦长特征的脉象是
   A. 伏脉
   B. 牢脉
   C. 实脉
   D. 洪脉
   E. 大脉

10. 脉来浮大中空,如按葱管者,其主病是
    A. 亡血失精
    B. 气血两虚
    C. 半产漏下
    D. 阴寒内盛

E. 失血伤阴

11. 胸部虚里按之弹手,洪大而搏,或绝而不应,属
    A. 心阳不足
    B. 宗气内虚
    C. 饮停心包
    D. 小儿食滞
    E. 心肺气绝

12. 脘腹部胀满,按之手下虚软,缺乏弹性,无压痛。此为
    A. 癥积
    B. 瘕聚
    C. 虚满
    D. 实满
    E. 胃中水饮

13. 下列哪项不符合阳证的临床特点
    A. 呼吸气粗
    B. 喘促痰鸣
    C. 狂躁不安
    D. 不渴或喜热饮
    E. 便干或秘结不通

14. 下列哪项不符合阴证的临床特点
    A. 身重蜷卧
    B. 静而少言
    C. 腹痛喜按
    D. 大便溏泄气腥
    E. 小便短赤涩痛

15. 脘腹痞胀,泛吐清水,脘腹部水声辘辘,属
    A. 饮停胸胁证
    B. 饮停心包证
    C. 饮留胃肠证
    D. 饮邪客肺证
    E. 痰证

16. 以下哪项不是气陷证的临床特征
    A. 头晕眼花
    B. 内脏下垂
    C. 阴挺脱肛
    D. 小便失禁
    E. 大便稀溏

17. 以心悸多梦、眩晕肢麻、经少色淡、爪甲不荣为主要表现的证候是
    A. 心肝血虚证
    B. 心脾气血虚证
    C. 肝肾阴虚证
    D. 心肾不交证
    E. 心肺气虚证

18. 下列不属于肺热炽盛证临床表现的是
    A. 发热口渴
    B. 咳嗽气喘
    C. 鼻翼翕动
    D. 痰黄稠量多
    E. 咽喉肿痛

19. 伤寒病不经过传变,两经或三经同时出现病证的称为
    A. 合病
    B. 并病
    C. 直中
    D. 越经传
    E. 表里传

20. 下列哪项不是太阳蓄血证的临床表现
    A. 少腹急结硬满
    B. 如狂或发狂
    C. 小便不利
    D. 大便色黑如漆
    E. 脉沉涩或沉结

21. 下列属于脾虚湿盛舌象的是
    A. 芒刺

B. 短缩

C. 齿痕

D. 歪斜

E. 老嫩

22. 八纲辨证的意义是
    A. 各种辨证的基础
    B. 各种辨证的总纲
    C. 内伤杂病的辨证方法
    D. 外感病的辨证方法
    E. 各种辨证的病理实质

23. 渴喜热饮,饮水不多属于
    A. 中气不足
    B. 阴虚火旺
    C. 瘀血内阻
    D. 热入营血
    E. 痰湿内停

24. 大便中经常含有较多未消化的食物,属于
    A. 肝郁脾虚
    B. 脾不统血
    C. 大肠湿热
    D. 肛门瘀血
    E. 脾胃虚寒

25. 具有数而时一止,止无定数的特征的脉象是
    A. 促脉
    B. 结脉
    C. 代脉
    D. 短脉
    E. 动脉

26. 血分证与营分证的共有症状是
    A. 身热夜甚
    B. 斑疹隐隐
    C. 吐血便血
    D. 角弓反张

E. 舌质深绛

27. 咽喉淡红漫肿者,属
    A. 肺胃热盛
    B. 阴虚火旺
    C. 痰湿凝聚
    D. 肾水亏少
    E. 肺胃热毒

28. 在五轮学说中,黑珠属
    A. 心
    B. 肝
    C. 脾
    D. 肺
    E. 肾

29. 反复发作的呼气性呼吸困难,主要见于
    A. 气道异物
    B. 支气管哮喘
    C. 大叶性肺炎
    D. 肺不张
    E. 气胸

30. 直肠指诊时,触到表面凹凸不平、质地坚硬的肿物,应首先考虑的是
    A. 肛裂
    B. 直肠周围脓肿
    C. 直肠癌
    D. 直肠息肉
    E. 直肠囊肿

31. 中枢性呕吐的常见病因是
    A. 急性胆囊炎
    B. 脑出血
    C. 胆石症
    D. 急性胰腺炎
    E. 肠梗阻

32. 既往史不包括
   A. 以往健康状况
   B. 以往所患疾病
   C. 外伤史
   D. 预防接种史
   E. 烟酒嗜好

33. 急性心肌梗死发热的主要机制是
   A. 变态反应
   B. 代谢障碍
   C. 体温调节中枢失常
   D. 神经功能障碍
   E. 坏死组织吸收

34. 突然呼吸困难,一侧呼吸音消失,见于
   A. 急性心肌梗死
   B. 急性左心衰
   C. 支气管哮喘
   D. 自发性气胸
   E. 胸膜炎

35. 关于扁桃体肿大的叙述,正确的是
   A. Ⅰ度肿大为超过咽腭弓
   B. Ⅱ度肿大为达到中线
   C. 超过咽腭弓而未达到中线是Ⅲ度肿大
   D. 扁桃体肿大共分Ⅳ度
   E. 达到或超过咽后壁中线为Ⅲ度肿大

36. 肋脊点和肋腰点压痛可见于
   A. 膀胱炎
   B. 急性肾盂肾炎
   C. 尿道炎
   D. 输尿管结石
   E. 输卵管炎

37. 下列除哪项外,均可出现语颤减弱
   A. 气胸
   B. 肺空洞
   C. 肺气肿

   D. 极度衰弱
   E. 胸壁肥厚

38. 关于正常人脾脏叩诊的叙述,错误的是
   A. 位于左腋中线第9~11肋
   B. 宽度为4~7cm
   C. 前缘不超过腋前线
   D. 前缘不超过腋中线
   E. 脾脏区叩诊为浊音

39. 病人蹲位用力屏气做排便动作时,肛门外看到紫红色球状突出物,诊断为
   A. 肛裂
   B. 内痔
   C. 外痔
   D. 肛瘘
   E. 直肠脱垂

40. 关于病理反射的叙述,正确的是
   A. 是指锥体束病损时,对脑干和脊髓的抑制作用消失,而踝和趾背伸的反射作用被释放
   B. 1岁半以内的婴幼儿由于锥体束尚未发育完善,不能出现病理反射现象
   C. 健康成人偶可出现病理反射
   D. 跟腱反射和膝反射属于病理反射
   E. 肱二头肌反射是病理反射之一

41. 下列对脏器检查的论述,错误的是
   A. 肾脏触诊采用双手触诊法
   B. 右肾下垂易误诊为肝大
   C. 左肾下垂易误诊为脾脏肿大
   D. 正常胰腺很容易触到
   E. 健康人的肝脏一般触不到

42. 甲状腺功能亢进症患者常见的是
   A. 静止性震颤
   B. 老年性震颤
   C. 动作性震颤

D. 扑翼样震颤
E. 细震颤

43. 右上腹痛,向右腰背放射,伴发热、黄疸、小便发黄。最可能的诊断是
    A. 胃溃疡穿孔
    B. 右侧输尿管结石
    C. 急性胆囊炎
    D. 急性胰腺炎
    E. 肝囊肿

44. 浅反射不包括
    A. 角膜反射
    B. 腹壁反射
    C. 提睾反射
    D. 跟腱反射
    E. 跖反射

45. 下列哪项指标最能反映肾功能受损的程度
    A. 大量蛋白尿
    B. 大量红细胞尿
    C. 大量脓尿
    D. 大量管型尿
    E. 低比重尿

46. 外周血涂片发现大量原始细胞,提示为下列哪种疾病
    A. 慢性白血病
    B. 类白血病反应
    C. 急性白血病
    D. 再生障碍性贫血
    E. 原发性血小板减少性紫癜

47. 成年女性血红蛋白的正常值是
    A. 105~150g/L
    B. 110~150g/L
    C. 110~155g/L
    D. 115~155g/L
    E. 120~160g/L

48. 下列哪项不是右心室肥大的心电图表现
    A. $Rv_5 > 2.5mV$
    B. $Rv_1 > 1.0mV$
    C. V_1导联 R/S < 1
    D. 心电轴右偏
    E. $RaVR > 0.5mV$

49. 心电图的标准走纸速度是
    A. 2.5mm/s
    B. 5mm/s
    C. 15mm/s
    D. 25mm/s
    E. 50ram/s

50. Ⅱ、Ⅲ、aVF 导联出现心肌梗死的图形,说明梗死部位在
    A. 前间壁
    B. 广泛前壁
    C. 下壁
    D. 高侧壁
    E. 正后壁

51. 消化道 X 线诊断目前最佳的检查方法是
    A. 腹部平片像
    B. 硫酸钡造影检查
    C. 气钡双重对比造影检查
    D. 碘油造影检查
    E. 腹部透视

52. 中央型肺癌的直接征象是
    A. 黏液嵌塞征
    B. 局限性肺气肿
    C. 段或叶的肺不张
    D. 阻塞性肺炎
    E. 肺门肿块

53. 胃癌的好发部位是
    A. 胃体前壁
    B. 胃体大弯侧

C. 胃底部

D. 胃窦部

E. 胃体后壁

54. 支气管扩张症患者咳痰较多,下列关于其痰液分层的描述,正确的是
    A. 上层为坏死组织
    B. 中层为泡沫及浆液
    C. 中层为脓性浆液
    D. 中层为泡沫及血细胞
    E. 下层为坏死组织及浆液

55. 传染病的潜伏期是指
    A. 自病原体侵入机体至典型症状出现
    B. 自病原体侵入机体至排出体外
    C. 自病原体侵入机体至临床症状开始出现
    D. 自接触传染源至患者开始出现症状
    E. 自接触传染源至典型症状出现

56. 中医学认为流脑出现斑疹的病机主要是
    A. 气营两燔
    B. 热闭心包
    C. 邪犯卫表
    D. 肺气郁闭
    E. 内闭外脱

57. 目前菌痢的病原治疗首选的抗菌药物是
    A. 氯霉素
    B. 四环素
    C. 磺胺药
    D. 呋喃唑酮
    E. 氟喹诺酮类

58. 有关人禽流感的叙述,错误的是
    A. 病原体为甲型流感病毒
    B. 病情常进展迅速
    C. 人是主要的传染源
    D. 12岁以下的儿童发病率高
    E. 病禽的排泄物有传染性

59. 下列有关消毒方法的描述,不正确的是
    A. 微波消毒属高效消毒法
    B. 异丙醇属中效消毒法
    C. 通风换气属低效消毒法
    D. 高效消毒可杀灭一切微生物
    E. 病原体及消毒方法相同,在不同的物品上消毒效果相同

60. 在活动难度较大时,达到工作效率最佳水平,需要的动机强度较
    A. 低
    B. 高
    C. 中等
    D. 不变
    E. 不一定

61. 下列关于心身疾病的条件,说法不正确的是
    A. 心身疾病发病的原因应当是心理社会因素,或者心理社会因素是重要诱因
    B. 具有由心理因素引起的躯体症状
    C. 该躯体或者有明确的器质性病理改变,或者有已知的病理生理变化为基础
    D. 不是神经症或精神病
    E. 心身疾病发病的原因只能是心理社会因素

62. 下列哪项不是良好的医患关系的重要性
    A. 提高病人的社交能力
    B. 使患者逐步建立治疗动机
    C. 造就医患之间的信任感
    D. 医患关系本身就是一种治疗手段
    E. 为医生设计、修订治疗方案提供可靠的依据

63. 《希波克拉底誓言》的精髓是
    A. 救人,至少不伤害
    B. 爱人与爱艺平行
    C. 恪守职业道德

D. 尊重病人

E. 对病人要有同情心

64. 对患者享有知情同意权的正确理解是

A. 完全知情，必须签字同意

B. 不一定知情，只需签字同意

C. 完全知情，无需签字同意

D. 患者与家属具有同等行使权力

E. 无法知情同意时不做处理

65. 体现医师克己美德的做法是

A. 风险大的治疗尽量推给别人

B. 点名手术无论大小能做多少就做多少

C. 只要是对病人有利的要求有求必应

D. 只要是病人的要求就有求必应

E. 对病人有利而又无损自我利益的才去做

66. 下列不属医学道德评价方式的是

A. 社会舆论

B. 内心信念

C. 法律条文

D. 传统习惯

E. 自我评价

67. 卫生法中的行政责任主要是指

A. 单位和个人在国家行政管理工作中应尽的义务

B. 单位和个人违反民法规定应承担的责任

C. 单位和个人违反刑法规定应承担的责任

D. 单位和个人违反行政管理法规规定义务应承担的责任

E. 单位和个人违反行政诉讼法应承担的法律责任

68. 《中华人民共和国药品管理法》规定医疗机构购进药品必须建立并执行

A. 药品购进计划

B. 招标采购计划

C. 不得在市场销售的规定

D. 进货检查验收制度

E. 药品广告管理规定

69. 《中华人民共和国药品管理法》明确规定，处方药不得在

A. 医疗期刊上发布广告

B. 药学期刊上发布广告

C. 健康报上发布广告

D. 医药报上发布广告

E. 大众传播媒介上发布广告

70. 造成患者轻度残疾、器官组织损伤导致一般功能障碍的，属于

A. 特级医疗事故

B. 一级医疗事故

C. 二级医疗事故

D. 三级医疗事故

E. 四级医疗事故

二、B型题（标准配伍题）

答题说明

以下提供若干组考题，每组考题共用在考题前列出的A、B、C、D、E五个备选答案。请从中选择一个与问题关系最密切的答案。某个备选答案可能被选择一次、多次或不被选择。

(71~72题共用备选答案)

A. 脾胃虚弱

B. 食滞胃脘

C. 胃强脾弱

D. 湿热蕴脾

E. 肝胆湿热

71. 厌食油腻，胁肋胀痛、灼热，口苦泛呃，属

72. 厌食油腻，脘腹痞闷，呕恶便溏，属

(73~74题共用备选答案)
A. 脾胃气虚
B. 气血不足
C. 阴寒凝滞
D. 寒湿阻郁
E. 湿热熏蒸

73. 面目一身俱黄,黄而鲜明如橘子色的病因是
74. 面目一身俱黄,黄而晦暗如烟熏的病因是

(75~76题共用备选答案)
A. 血虚不润
B. 脾虚湿浸
C. 先天舌裂
D. 热盛伤津
E. 寒湿壅盛

75. 舌淡白而有裂纹者,属
76. 舌红绛而有裂纹者,属

(77~78题共用备选答案)
A. 谵语
B. 郑声
C. 独语
D. 错语
E. 太息

77. 神志不清,语言重复,时断时续,语音低弱,为
78. 神志不清,语无伦次,声高有力,为

(79~80题共用备选答案)
A. 细脉
B. 微脉
C. 弱脉
D. 濡脉
E. 散脉

79. 具有极细极软、按之欲绝、若有若无特征的脉象是
80. 具有沉细无力而软特征的脉象是

(81~82题共用备选答案)
A. 饮停胃肠证
B. 饮停胸胁证
C. 饮停心包证
D. 饮邪客肺证
E. 水停证

81. 咳吐清稀痰涎或喉间哮鸣有声者,属
82. 肋间饱满、咳唾引痛者,属

(83~84题共用备选答案)
A. 胸骨角附近
B. 左下肺
C. 左上肺
D. 喉部
E. 肩胛区

83. 正常支气管呼吸音的听诊部位在
84. 正常支气管肺泡呼吸音的听诊部位在

(85~86题共用备选答案)
A. 抽搐伴苦笑面容
B. 抽搐伴高血压、肢体瘫痪
C. 抽搐伴高热
D. 抽搐前有先兆
E. 抽搐不伴有意识障碍

85. 破伤风表现为
86. 脑出血表现为

(87~88题共用备选答案)
A. 淡黄色尿
B. 淡红色尿
C. 酱油样尿
D. 深黄色尿
E. 乳白色尿

87. 急性溶血时可出现
88. 丝虫病患者可出现

(89~90题共用备选答案)
A. 35~45mmHg
B. 40~45mmHg

C. <50mmHg
D. <60mmHg
E. <80mmHg

89. 正常人动脉血二氧化碳分压为
90. 呼吸衰竭的诊断标准是动脉血氧分压为

(91~92题共用备选答案)
A. T波倒置
B. S-T段明显上抬,呈弓背向上的单向曲线
C. T波高耸
D. S-T段下移
E. 异常深而宽的Q波

91. 心肌损伤的心电图改变是
92. 心肌坏死的心电图改变是

(93~94题共用备选答案)
A. 呼吸道传染病
B. 肠道传染病
C. 人畜共患病
D. 虫媒传染病
E. 性传播疾病

93. 乙型肝炎属于
94. 甲型肝炎属于

(95~96题共用备选答案)
A. 认知过程障碍
B. 意志障碍
C. 情感过程障碍
D. 行为障碍
E. 心因性精神障碍

95. 知觉障碍、注意障碍、自知力障碍属于
96. 兴奋状态、木僵状态、违拗症属于

(97~98题共用备选答案)
A. 对有危险或伤害的诊治措施,通过评价,选择利益大于危险或利益大于伤害的行动
B. 将有关的类似个案以同样的准则加以处理,而将不同的个案以不同的准则加以处理
C. 人在患病后,有权选择接受或拒绝医生制定的诊治方案
D. 杜绝对病人的有意伤害
E. 医生在诊断时考虑病人的各方面因素

97. 体现公正原则的是
98. 体现不伤害原则的是

(99~100题共用备选答案)
A. 二日极量
B. 二日常用量
C. 三日常用量
D. 四日极量
E. 七日常用量

99. 麻醉药品片剂、酊剂、糖浆剂每张处方不得超过
100. 麻醉药品注射剂每张处方不得超过

一、A 型题（单句型最佳选择题）

答题说明

以下每一道考题下面有 A、B、C、D、E 五个备选答案。请从中选择一个最佳答案。

1. 下列哪项不是时行感冒的特点
   A. 为非时之气夹时行病毒伤人
   B. 全身症状明显
   C. 可化热入里,变生他病
   D. 相互传染,呈流行性
   E. 发病季节性强

2. 表虚自汗易伤风邪者,宜常用的方剂是
   A. 玉屏风散
   B. 补肺汤
   C. 防风汤
   D. 参苏饮
   E. 加减葳蕤汤

3. 肺气郁闭之喘证,平素常
   A. 出现咳嗽痰多
   B. 出现忧思抑郁,失眠心悸
   C. 易感冒
   D. 出现呕恶食少便溏
   E. 出现口唇、爪甲发绀

4. 肺痈的诊断,主要应掌握下列哪项
   A. 咳嗽
   B. 胸痛
   C. 发热口干
   D. 咳吐腥臭脓痰
   E. 脉滑数

5. 咳嗽,咳吐腥臭脓痰,伴发热、胸痛,治宜选用
   A. 麻杏甘石汤
   B. 泻白散
   C. 定喘汤
   D. 苇茎汤
   E. 大黄牡丹汤

6. 肺痨与虚劳的主要区别是
   A. 五脏俱虚
   B. 乏力
   C. 身体消瘦
   D. 具有传染性
   E. 阴阳两虚

7. 肺心病患者洋地黄类强心剂的用量是常规剂量的
   A. 等量
   B. 1 倍
   C. 小于1/2
   D. 大于2/3
   E. 1/2～2/3

8. 肾虚不纳之喘证的呼吸特征为
   A. 胸盈仰息
   B. 喘咳气短
   C. 呼吸急促
   D. 呼吸短促
   E. 呼多吸少

9. 胸痹总属本虚标实之证,其本虚为
   A. 气虚
   B. 血虚
   C. 阴虚
   D. 阳虚
   E. 气血阴阳亏虚

10. 不寐的病名,首见于
    A.《素问·逆调论》
    B.《景岳全书·杂证谟·不寐》
    C.《金匮要略》
    D.《类证治裁·不寐》
    E.《难经·四十六难》

11. "癫狂"一名出自
    A.《黄帝内经》
    B.《难经》
    C.《金匮要略》
    D.《丹溪心法》
    E.《证治准绳》

12. 痫病发作时间的久暂、间歇期的长短,与下列各项有密切关系的是
    A. 痰聚气逆和蔽阻清窍
    B. 痰瘀内阻和蒙蔽清窍
    C. 体质的强弱和正气的盛衰
    D. 痰瘀阻窍和风痰蔽阻
    E. 气机顺逆和痰浊内聚

13. 下列各项,不属痴呆病因的是
    A. 年迈体虚
    B. 情志所伤
    C. 久病耗损
    D. 饮食不节
    E. 脑部外伤

14. 肺胀肺肾气虚证,喘咳有痰者,方选
    A. 射干麻黄汤
    B. 三子养亲汤
    C. 苏子降气汤
    D. 平喘固本汤
    E. 补肺汤

15. 肺痿属
    A. 虚实夹杂证
    B. 外邪实证
    C. 内伤虚证
    D. 真实假虚证
    E. 真热假寒证

16. "脉痹不已,复感于邪,内舍于心"引起的心悸病机当为
    A. 水饮凌心
    B. 痰热扰心
    C. 瘀血阻络
    D. 阴虚火旺
    E. 心阳不足

17. 水饮凌心型心悸,治宜
    A. 桃仁红花煎加减
    B. 安神定志丸加琥珀、磁石、朱砂
    C. 归脾汤加减
    D. 苓桂术甘汤加减
    E. 桂枝甘草龙骨牡蛎汤加味

18. "胸痹"一名由何书正式提出
    A.《黄帝内经》
    B.《金匮要略》
    C.《证治准绳》
    D.《医林改错》
    E.《玉机微义》

19. 阳微阴弦是指
    A. 阳气虚弱,阴邪内盛
    B. 体表虚,内脏实
    C. 六腑不足,五脏邪盛
    D. 心阳不足,心阴充实
    E. 上焦阳气不足,下焦阴寒气盛

20. "真心痛,手足青至节,心痛甚,旦发夕死,夕发旦死。"此语出自
    A.《灵枢》
    B.《素问》
    C.《伤寒论》
    D.《金匮要略》
    E.《难经》

21. 治疗真心痛之阳气虚衰,寒凝心络证应首选
    A. 参附汤合枳实薤白桂枝汤
    B. 参附汤合血府逐瘀汤
    C. 生脉散合血府逐瘀汤

D. 生脉散合枳实薤白桂枝汤
E. 参附汤合枳实导滞汤

22. 不寐是以何为特征的一类疾病
    A. 睡眠时间不足
    B. 睡眠深度不足
    C. 入睡困难或睡而易醒
    D. 时寐时醒,醒后不能再寐
    E. 经常不能获得正常睡眠

23. 不寐属心肾不交,虚阳上扰者,宜用
    A. 琥珀多寐丸
    B. 安神定志丸
    C. 黄连阿胶汤
    D. 交泰丸
    E. 酸枣仁汤

24. 历代医家认为健忘的病位在
    A. 心
    B. 肾
    C. 肝
    D. 脾
    E. 脑

25. 各种痫病共同的特点是
    A. 突然意识丧失
    B. 强直抽搐
    C. 两目上视
    D. 发作时怪叫声
    E. 发作后一如常人

26. 下列哪项不是昏迷的病因
    A. 热扰神明
    B. 痰浊闭窍
    C. 浊阴上犯
    D. 瘀阻心窍
    E. 肝阴不足

27. 最常引起胃脘痛的外邪是
    A. 风
    B. 寒
    C. 湿
    D. 燥
    E. 火

28. 胃脘疼痛,固定不移,痛如针刺是何证特点
    A. 实证
    B. 气滞
    C. 瘀血
    D. 实寒
    E. 寒证

29. 饮食伤胃证,脘腹胀甚者,一般加何药
    A. 陈皮、木香
    B. 苏子、莱菔子、白芥子
    C. 枳实、槟榔、砂仁
    D. 大黄、芒硝、厚朴
    E. 香附、郁金、柴胡

30. 何人将痞满分为实痞和虚痞两大类
    A. 张仲景
    B. 巢元方
    C. 朱丹溪
    D. 李东垣
    E. 张介宾

31. "呕吐"一名最早见于
    A. 《备急千金要方》
    B. 《金匮要略》
    C. 《兰室秘藏》
    D. 《黄帝内经》
    E. 《景岳全书》

32. 噎膈病位在
    A. 胃
    B. 食道
    C. 小肠
    D. 大肠

E. 胆

33. 外邪犯胃之呕吐,若兼脘痞嗳腐,饮食停滞,其治疗方宜选
   A. 藿香正气散加金银花、连翘
   B. 藿香正气散加荆芥、防风
   C. 藿香正气散去甘温之品,加黄连、佩兰、荷叶
   D. 藿香正气散加木香、枳壳等
   E. 藿香正气散去白术,加鸡内金、神曲

34. 治疗痰热郁肺型肺胀的首选方剂是
   A. 清金化痰汤
   B. 越婢加半夏汤
   C. 小青龙加石膏汤
   D. 麻杏石甘汤
   E. 定喘汤

35. 呃逆的病位在
   A. 脾
   B. 胃
   C. 膈
   D. 肾
   E. 肝

36. 腹痛病因病机与下列哪项无关
   A. 外感时邪
   B. 饮食不节
   C. 情志失调
   D. 阳气素虚
   E. 年高体虚

37. 呃逆,呃声响亮,气冲有力,连续发作,脉弦滑者多属于
   A. 寒证
   B. 热证
   C. 虚证
   D. 实证
   E. 湿证

38. 中虚脏寒型腹痛宜选何方
   A. 良附丸合正气天香散
   B. 大承气汤
   C. 小建中汤
   D. 少腹逐瘀汤
   E. 柴胡疏肝散

39. 下列关于泄泻与痢疾的鉴别,哪项是错误的
   A. 泄泻没有里急后重,痢疾有里急后重
   B. 泄泻病情轻,痢疾病情重
   C. 泄泻为水谷不化,痢疾为脂血伤败
   D. 泄泻病在脾胃,痢疾病在大肠
   E. 泄泻大便无赤白脓血,痢疾有赤白脓血

40. 肠胃积热型便秘的代表方为
   A. 麻子仁丸
   B. 六磨汤
   C. 大承气汤
   D. 增液汤
   E. 润肠丸

41. 慢性肝胆病之胁痛的病人,饮食上应忌
   A. 高脂饮食
   B. 高蛋白饮食
   C. 高糖饮食
   D. 清淡食物
   E. 过度饮酒或嗜食肥甘辛辣

42. 腹部积块,质地较硬,固定不移,隐痛或刺痛,形体瘦,面色晦暗,宜选用
   A. 桃仁承气汤
   B. 膈下逐瘀汤
   C. 血府逐瘀汤
   D. 鳖甲煎丸
   E. 大黄䗪虫丸

43. 鼓胀日久则累及
   A. 心

B. 肺

C. 胆

D. 肾

E. 胃

44. 外感头痛的治疗原则是
   A. 温肾壮阳为主
   B. 滋阴养血补虚为主
   C. 活血化瘀为主
   D. 祛邪活络为主
   E. 通络利水为主

45. 眩晕的病变部位为
   A. 心
   B. 肝
   C. 脾
   D. 肾
   E. 头窍

46. 症见突然昏仆,不省人事,口角㖞斜,牙关紧闭,肢体强劲而不温,面白唇暗,喉中痰声,静卧不烦,苔白腻,脉沉滑。其治疗宜选用
   A. 局方至宝丹
   B. 菖蒲郁金汤
   C. 苏合香丸
   D. 牵正散加味
   E. 滚痰丸

47. 中风阴闭的治疗方法为
   A. 益气回阳,开窍豁痰
   B. 养阴息风,通络开窍
   C. 化痰息风,理气开窍
   D. 益气养阴,化痰息风
   E. 豁痰息风,辛温开窍

48. 瘿病的主要临床特征是
   A. 颈部活动屈伸不利
   B. 眼睑水肿

C. 颈前喉结两旁结块肿大

D. 婴儿水肿

E. 头面水肿、发热

49. 下列治疗黄疸的治则中,最重要的是
   A. 清泄热邪
   B. 通便泄热
   C. 温化寒湿
   D. 清热解毒
   E. 化湿利小便

50. 脱证的治疗方法是
   A. 益气回阳,扶正固脱
   B. 回阳救阴,益气固脱
   C. 祛风通络,养血和营
   D. 育阴潜阳,镇肝息风
   E. 辛凉开窍,清肝息风

51. 水肿的辨证要点是
   A. 辨寒热
   B. 辨上下
   C. 辨虚实
   D. 辨表里
   E. 辨阴阳

52. 若湿热客于下焦,膀胱气化不利,小便灼热刺痛,则为
   A. 热淋
   B. 血淋
   C. 石淋
   D. 膏淋
   E. 劳淋

53. 血淋与尿血的主要鉴别在于
   A. 小便血色是鲜红还是紫暗
   B. 小便量的多少
   C. 小便有无混浊
   D. 小便是否通畅
   E. 小便有无疼痛

54. 小便不畅,点滴而短少,病势较缓者应诊断为
   A. 水肿
   B. 淋证
   C. 癃
   D. 闭
   E. 关格

55. 论述了"五损"的症状与转归的医学著作为
   A.《黄帝内经》
   B.《难经》
   C.《不居集》
   D.《诸病源候论》
   E.《医宗必读》

56. 虚劳的预后,与哪些脏腑的关系最密切
   A. 肺、脾
   B. 脾、胃
   C. 肝、肾
   D. 脾、肾
   E. 心、肾

57. 大肠癌之肝肾阴虚的首选方为知柏地黄丸,若便秘甚者加
   A. 大黄、芒硝
   B. 火麻仁、郁李仁
   C. 泽泻、牡丹皮
   D. 桃仁、大黄
   E. 牡丹皮、生地黄

58. 治疗心脾两虚型郁证,首选方剂是
   A. 天王补心丹
   B. 甘麦大枣汤
   C. 归脾汤
   D. 半夏厚朴汤
   E. 柴胡疏肝散

59. 胃火炽盛可导致的血证有
   A. 鼻衄、肌衄
   B. 吐血、齿衄
   C. 紫斑、尿血
   D. 尿血、便血
   E. 咳血、紫斑

60. 消渴病的基本病机是
   A. 肾阴亏损
   B. 胃热炽盛
   C. 阴虚燥热
   D. 肺热津伤
   E. 阴阳两虚

61. 阴虚发热型内伤发热的首选方剂是
   A. 清骨散
   B. 知柏地黄丸
   C. 大补阴丸
   D. 六味地黄丸
   E. 青蒿鳖甲汤

62. 治疗虚劳肾阳虚证引起的遗精宜选方为
   A. 补中益气汤
   B. 右归丸合金锁固精丸
   C. 肾气丸
   D. 无比山药丸
   E. 左归丸

63. 以下选项不属脑瘤主要临床表现的是
   A. 头痛、呕吐
   B. 视力下降
   C. 感觉障碍
   D. 运动障碍
   E. 突然昏倒、口眼㖞斜

64. "阳虚自汗,治宜补气以卫外;阴虚盗汗,治当补阴以营内"的论述载于下列何书
   A.《黄帝内经》
   B.《景岳全书》
   C.《临证指南医案》
   D.《医林改错》

E.《笔花医镜》

65. 汗证属营卫不和者,如半身或局部出汗,可用桂枝汤配合下列何方治疗
    A. 玉屏风散
    B. 四君子汤
    C. 甘麦大枣汤
    D. 当归六黄汤
    E. 补中益气汤

66. 痹证关节疼痛日久肿胀局限或见皮下结节,其病因为
    A. 瘀
    B. 热
    C. 风
    D. 湿
    E. 痰

67. 风热袭表,肺气不宣的代表方剂是
    A. 竹叶石膏汤
    B. 黄芩滑石汤
    C. 葛根解肌汤
    D. 银翘散

E. 葱豉桔梗汤

68. 阳明热盛引起痉病,治以
    A. 祛风散寒,清热利湿
    B. 清泄胃热,存阴止痉
    C. 清心凉血,开窍止痉
    D. 活血化瘀,通窍止痉
    E. 祛风豁痰,息风止痉

69. 痿证又称
    A. 厥证
    B. 痹证
    C. 痿弱
    D. 痿躄
    E. 痿软

70. 晕动病临床表现应除外
    A. 在乘坐交通运输工具数分钟或数小时后发生
    B. 面色苍白、头晕
    C. 恶心、呕吐
    D. 剧烈头痛
    E. 心动过缓

二、B 型题（标准配伍题）

答题说明

以下提供若干组考题,每组考题共用在考题前列出的 A、B、C、D、E 五个备选答案。请从中选择一个与问题关系最密切的答案。某个备选答案可能被选择一次、多次或不被选择。

(71~72 题共用备选答案)
A. 参苏饮
B. 新加香薷饮
C. 葱豉桔梗汤
D. 加减葳蕤汤
E. 玉屏风散

71. 气虚感冒,宜选用
72. 阴虚感冒,宜选用

(73~74 题共用备选答案)
A. 保真汤
B. 月华丸
C. 八珍汤
D. 补天大造丸
E. 补肺汤

73. 治疗肺痨之气阴耗伤证最佳方为
74. 治疗肺痨之阴阳虚损证最佳方为

(75~76题共用备选答案)
A. 加减泻白散
B. 清金化痰汤
C. 沙参麦冬汤
D. 如金解毒散
E. 月华丸

75. 治疗肺阴亏损之肺痨应选用
76. 治疗肺阴亏耗之咳嗽应选用

(77~78题共用备选答案)
A. 痰浊、水饮与血瘀互为影响,兼见同病
B. 痰与水
C. 气滞、血瘀、水饮停积于腹部
D. 气滞、痰凝、瘀血合而为患
E. 阴虚燥热、瘀血

77. 肝硬化的病机是
78. 肺心病的病理因素是

(79~80题共用备选答案)
A. 参苓白术散
B. 归脾汤
C. 六味地黄丸
D. 右归饮
E. 河车大造丸

79. 健忘之心脾不足证的代表方为
80. 健忘之肾精亏耗证的代表方为

(81~82题共用备选答案)
A. 通窍活血汤
B. 血府逐瘀汤
C. 天王补心丹合炙甘草汤
D. 养心汤合越鞠丸
E. 六君子汤合归脾汤

81. 痫病心脾两虚证的代表方为
82. 痫病瘀阻脑络证的代表方为

(83~84题共用备选答案)
A. 胸部刺痛,固定不移
B. 胸痛彻背,感寒痛甚

C. 心痛彻背,背痛彻心,痛剧而无休
D. 胸闷如窒而痛,肢体沉重
E. 胸闷隐痛,时作时止

83. 阴寒极盛时胸痹的症状特点是
84. 气阴两虚型胸痹的症状特点是

(85~86题共用备选答案)
A. 胃阴亏耗,胃失濡养
B. 阴虚湿热,肠络受损
C. 阴津不足,肠失濡润
D. 肝脾气滞,腑气不通
E. 肝气郁结,气机不畅

85. 胃痛之胃阴亏耗的病机为
86. 气秘的病机为

(87~88题共用备选答案)
A. 脾虚胃寒,失于温养
B. 脾虚失运,清浊不分
C. 寒蓄中焦,气机不利,胃气上逆
D. 中阳不足,胃失和降,虚气上逆
E. 脾胃虚寒,失于温煦,运化失职

87. 胃中寒冷之呃逆的病机为
88. 脾胃阳虚之呃逆的病机为

(89~90题共用备选答案)
A. 湿热壅滞,损伤脾胃,传化失常
B. 湿热内结,气机壅滞,腑气不通
C. 邪毒内侵,毒盛肠道,熏灼气血
D. 湿热内蕴,困阻脾胃,气机不利
E. 疫毒上冲,胃逆不降

89. 疫毒痢的病机为
90. 噤口痢的病机为

(91~92题共用备选答案)
A. 六磨汤
B. 五灵脂、延胡索、佛手
C. 柴胡疏肝散
D. 平胃散加山楂、神曲
E. 鳖甲煎丸

91. 聚证腹胀或痛,腹部时有条索状物聚起,按之胀痛更甚,便秘,纳呆,舌苔腻,脉弦滑,宜选方为

92. 如积块肿大,坚硬而正气受损者,可并服

(93~94题共用备选答案)
A. 柴胡疏肝散
B. 大七气汤
C. 八正散
D. 沉香散
E. 六磨汤

93. 治疗气淋实证的主方是
94. 治疗肝郁气滞之癃闭的主方是

(95~96题共用备选答案)
A. 人参、黄芪、白术
B. 大黄、黄连、栀子
C. 阿胶、龟甲、生地黄
D. 附子、肉桂、炮姜
E. 旋覆花、苏子、降香、竹茹

95. 气郁化火上炎,损伤阳络引起出血多配用
96. 阳虚不运,血不归经引起出血多配用

(97~98题共用备选答案)
A. 桃红饮加味
B. 炙甘草汤加味
C. 独活寄生汤
D. 蠲痹汤
E. 犀角散加味

97. 痹证迁延不愈,痰瘀痹阻,治疗宜选用
98. 痹证日久,除见关节肿痛外,兼见气血不足及肝肾亏虚症状,治疗宜选用

(99~100题共用备选答案)
A. 菖蒲郁金汤
B. 羚角钩藤汤
C. 回阳急救汤
D. 甘草泻心汤
E. 通脉四逆汤

99. 治疗急性一氧化碳中毒痰火瘀闭证宜首选的方剂是
100. 治疗急性一氧化碳中毒热盛动风证宜首选的方剂是

一、A 型题（单句型最佳选择题）

答题说明

以下每一道考题下面有 A、B、C、D、E 五个备选答案。请从中选择一个最佳答案。

1. 患者,女,29 岁。其受凉后出现恶寒,发热,无汗,头痛,四肢酸痛,鼻塞声重,喉痒,咳嗽,咳白稀痰,舌苔薄白而润,脉浮。此证治法宜
   A. 辛温解表
   B. 辛凉解表
   C. 清暑解表
   D. 益气解表
   E. 滋阴解表

2. 患者,男,38 岁。症见咳嗽,痰黏带血丝,咳吐不爽,心烦易怒,胸胁刺痛,便秘,舌红苔黄,脉弦数。治宜选用
   A. 百合固金汤
   B. 左金丸
   C. 咳血方
   D. 龙胆泻肝汤
   E. 炙甘草汤

3. 患者,男,58 岁。症见食少脘痞,大便不实,每于饮食不当时引发哮证,倦怠,气短,语言无力,舌质淡,苔薄腻,脉细软。方药宜选用
   A. 生脉散
   B. 四君子汤
   C. 六君子汤
   D. 香砂六君子汤
   E. 补中益气汤

4. 患者,男,41 岁。3 天前受凉后,患者出现咳喘息粗,胸胀而痛,鼻翼翕动,咳吐黄稠痰,恶寒无汗,身痛,口干,舌红苔黄,脉浮数。诊断为
   A. 风热型咳嗽
   B. 表寒里热型喘证
   C. 痰热郁肺型喘证
   D. 痰浊阻肺型喘证
   E. 热哮发作期

5. 患者,男,39 岁。症见咳嗽气急,咳吐脓痰腥臭,壮热烦躁,胸闷而痛,转侧不利,口干咽燥,苔黄腻,脉滑数。方宜选用
   A. 大黄牡丹汤
   B. 银翘散
   C. 苇茎汤
   D. 加味桔梗汤
   E. 桔梗白散

6. 患者李某,男性,60 岁。胸膺满闷,短气喘息,稍劳即著,咳嗽痰多,色白质黏,畏风易汗,脘痞纳少,倦怠乏力,舌暗苔薄腻,脉小滑。其首选方剂是苏子降气汤合
   A. 涤痰汤
   B. 三拗汤
   C. 黄连温胆汤
   D. 平喘固本汤
   E. 三子养亲汤

7. 患者张某,女,42 岁。其病证每因情绪刺激而诱发,发时突然呼吸短促,但喉中痰鸣不著,胸闷而痛,失眠心悸,苔薄,脉弦。其治疗原则是
   A. 宣肺散寒平喘
   B. 宣肺泄热平喘
   C. 清泄痰热平喘
   D. 化痰降气平喘
   E. 开郁降气平喘

8. 患者张某,男性,62 岁。其为肺虚久咳病人,兼有倦怠乏力之症,医生用六君子汤治疗后好转。其治法为

A. 缓则治本
B. 益火消阴
C. 开通表里
D. 通因通用
E. 虚补其母

9. 某男,50 岁。心悸时发时止,受惊易作,伴胸闷烦躁,失眠多梦,口苦便干,尿短赤,苔黄腻,脉弦滑。治法为
A. 活血化瘀、理气通络
B. 滋阴降火、养心安神
C. 温补心阳、安神定悸
D. 清化痰热、和中安神
E. 清热化痰、宁心安神

10. 患者,男,45 岁。现症见心悸不宁,胸闷,头晕且痛,四肢发麻,烦躁易怒,夜寐梦多,口苦咽干,舌红苔黄腻,脉沉弦数。其证型是
A. 心胆失调证
B. 心肝失调证
C. 气滞血瘀证
D. 痰瘀阻络证
E. 痰饮凌心证

11. 患者,男性,65 岁。胸闷痛反复发作 5 年余,现胸闷隐痛,心烦少寐,时有心悸,腰酸痛,盗汗,头晕,大便干,舌暗红,脉细数。首选何方
A. 生脉散加减
B. 左归饮加减
C. 人参养营汤加减
D. 右归饮加减
E. 参附汤加减

12. 某男,40 岁。每天睡眠时间 5~6 小时,无其他症状,不影响工作,查体正常。考虑为
A. 不寐
B. 暂时性失眠

C. 生理性少眠
D. 老年人生理状态
E. 其他病影响

13. 患者,女,56 岁。癫狂日久,刻下见眩晕、心悸、少寐,心烦易怒,舌红苔少,脉弦细而数。治疗方剂宜选
A. 左归丸
B. 右归丸
C. 六味地黄丸
D. 滋水清肝饮
E. 归脾汤

14. 某男,40 岁,有咳嗽咳痰病史 10 余年。患者于 1 小时之前吸烟时咳声连连,口唇青紫,随即晕倒不省人事,3 分钟后清醒。现病人咳嗽痰多,呼吸气粗,苔白腻,脉滑。宜选何方治疗
A. 独参汤加味
B. 羚角钩藤汤加减
C. 导痰汤加减
D. 顺气导痰汤加减
E. 五磨饮子加减

15. 于某,女性,30 岁。患者平素体质虚弱,于情绪过度紧张后,突然眩晕昏仆,面色苍白,呼吸微弱,汗出肢冷,舌淡,脉沉细微。辨证为
A. 气厥实证
B. 气厥虚证
C. 血厥实证
D. 血厥虚证
E. 痰厥

16. 马某,男性,60 岁。患者平素多湿多痰,因情志不遂致突然晕厥,喉有痰声,并呕吐涎沫,呼吸气粗,苔白腻,脉沉滑。其诊断是
A. 气厥
B. 血厥

C. 痰厥

D. 食厥

E. 暑厥

17. 患者,男,45岁。胃部隐隐作痛,遇寒、饥饿、饮食生冷则疼痛加重,按之则舒,进食可使疼痛缓解。经治未愈,胃痛加重,并见呕吐、肢冷。可选用何方治疗

A. 大建中汤

B. 香砂六君子汤

C. 黄芪建中汤

D. 六君子汤

E. 归脾汤

18. 患者,女,36岁。胃脘胀痛经治疗后未见好转,而见胃脘灼痛,痛势急迫,烦躁易怒,泛酸,口干口苦,舌红苔黄,脉弦数。治疗宜

A. 柴胡疏肝散

B. 大柴胡汤

C. 逍遥散

D. 养胃汤

E. 化肝煎

19. 患者,女,65岁。1周来,其呕吐清水痰涎,不思饮食,胸脘痞闷,苔白腻,脉滑。治疗应选

A. 藿香正气散

B. 保和丸

C. 小半夏汤合苓桂术甘汤

D. 半夏厚朴汤合左金丸

E. 理中丸

20. 李某,男,42岁。患者呃声洪亮有力,冲逆而出,口臭烦渴,多喜冷饮,大便秘结,小便短赤,苔黄,脉滑数。治疗应选下列何方

A. 丁香散加减

B. 小柴胡汤加减

C. 逍遥散加减

D. 竹叶石膏汤加减

E. 四磨饮子加减

21. 患者,男,72岁。其久泻未愈,每日黎明前登厕,泻下清稀,形寒肢冷,腰膝酸软,苔白脉沉细。下列治法错误的为

A. 健脾

B. 温肾

C. 固涩

D. 理气

E. 止泻

22. 患者,女,54岁,有痢疾病史2年。现症见时痢时歇,缠绵经年,饮食减少,倦怠神疲,畏寒懒言,发作时便下赤白,里急后重,舌淡苔腻,脉虚数。治疗应首选

A. 附子理中汤

B. 黄连阿胶汤

C. 胃苓汤

D. 连理汤

E. 芍药汤

23. 患者,男,45岁。近3天大便秘结,身热,腹满胀痛、拒按,舌红苔黄燥,脉滑而数。其治法应为

A. 辛温解表

B. 辛凉解表

C. 泻热导滞

D. 温里散寒

E. 益气润肠

24. 患者,男,57岁。既往有胆石症病史。昨晚酒后,患者突发身目发黄,黄色鲜明,脘胁胀痛,胸闷心烦,口苦口干,发热,身重倦怠,大便秘结,尿黄,舌红苔黄腻,脉弦滑数。其证型是

A. 肝气郁滞证

B. 胃肠积热证

C. 热重于湿证

D. 湿重于热证

E. 胆腑郁热证

25. 患者,男,56岁。腹大坚满1年,现按之不陷而硬,青筋怒露,高热烦躁,怒目狂叫,口臭便秘,溲赤尿少,舌红苔黄,脉弦数。治疗选用
A. 中满分消丸加减
B. 安宫牛黄丸合龙胆泻肝汤加减
C. 调营饮加减
D. 柴胡疏肝散合胃苓汤加减
E. 少腹逐瘀汤加减

26. 患者,男,65岁。眩晕反复发作1年,伴头痛,腰膝酸软,耳鸣,梦扰,心烦易怒,口苦咽干,手足心热,舌红苔薄黄,脉弦细数。其治法是
A. 滋阴补阳
B. 镇肝息风
C. 泻肝清火
D. 滋阴平肝
E. 凉肝息风

27. 患者,女,62岁。今晨半身不遂,口舌㖞斜,舌强言謇,偏身麻木,烦躁失眠,眩晕耳鸣,手足心热,舌质红绛少苔,脉细弦。治疗应首选
A. 参附汤
B. 涤痰汤
C. 镇肝息风汤
D. 左归丸
E. 天麻钩藤饮

28. 患者下肢水肿5年,1周来尿量减少,纳呆脘痞,恶心呕吐,胸闷烦躁,舌胖质淡苔黄腻,脉沉数。主方是
A. 滋阴通关丸加车前子
B. 五苓散加泽泻
C. 黄连温胆汤加车前子
D. 胃苓汤

E. 八正散

29. 患者全身水肿而发亮,伴胸腹痞闷,烦热口渴,尿短赤,便干结,苔黄腻,脉沉数。此宜选用何方
A. 五皮饮合五苓散
B. 疏凿饮子
C. 猪苓汤
D. 十枣汤
E. 八正散

30. 患者因皮肤疮痍破溃而引发水肿,肿势自颜面渐及全身,小便不利,恶风发热,咽红,舌红苔薄黄,脉滑数。治疗应首选
A. 越婢加术汤合桑白皮汤
B. 麻黄连翘赤小豆汤合五味消毒饮
C. 麻黄连翘赤小豆汤合五皮散
D. 麻黄连翘赤小豆汤合猪苓汤
E. 实脾饮合五味消毒饮

31. 膏淋病久不已,反复发作,淋出如脂,涩痛不堪,形体日渐消瘦,头昏乏力,腰膝酸软,舌淡苔腻,脉细无力。此为脾肾两虚,气不固摄。宜选方为
A. 小蓟饮子
B. 八正散
C. 知柏地黄丸
D. 萆薢分清饮
E. 膏淋汤

32. 若因肾阳衰惫,命火式微,三焦气化无权,而致浊阴内蕴,小便量少,甚至无尿,呕吐,烦躁神昏。宜选方为
A. 金匮肾气丸
B. 养脏汤
C. 温脾汤合吴茱萸汤
D. 黄连温胆汤
E. 橘皮竹茹汤

33. 孙某,女,38岁。2年前其与丈夫离婚,此后逐渐出现精神恍惚、心神不宁、多疑易惊、悲忧善哭、喜怒无常等症状,舌质淡,脉弦。其诊断是
A. 狂证
B. 癫证
C. 梅核气
D. 脏躁
E. 噎膈

34. 患者吐血色红,口苦胁痛,心烦易怒,寐少梦多,舌质红绛,脉弦数。其选方是
A. 龙胆泻肝汤
B. 一贯煎
C. 丹栀逍遥散
D. 玉女煎
E. 归脾汤

35. 患者口渴多饮,口舌干燥,尿频量多,烦热多汗,舌边尖红苔薄黄,脉洪数。其选方是
A. 玉女煎
B. 消渴方
C. 白虎加人参汤
D. 六味地黄丸
E. 金匮肾气丸

36. 李某,女,45岁。心下坚满1周,自利,利后反快,虽利心下续坚满,舌苔白腻,脉沉弦。其首选方剂是
A. 甘遂半夏汤
B. 十枣汤
C. 半夏泻心汤
D. 香砂六君子汤
E. 枳术丸

37. 于某,男,47岁。症见气息喘促,动则尤甚,痰多,食少,胸闷,怯寒肢冷,少腹拘急不仁,脐下悸动,小便不利,舌体胖大,苔白腻,脉沉细。其治则是

A. 温脾化饮
B. 攻下逐饮
C. 宣肺化饮
D. 温脾补肾,以化水饮
E. 泻肺祛饮

38. 刘某,男,46岁。烦渴多饮半月余,口干舌燥,尿频量多,舌边尖红苔黄,脉洪数有力。其治则是
A. 清胃泻火,养阴保津
B. 滋阴固肾,生津止渴
C. 清热润肺,生津止渴
D. 养阴润肺,生津止渴
E. 滋阴益胃,生津止渴

39. 张某,男,36岁。体虚久病,长期低热,劳累后加重,伴有头晕乏力,气短懒言,自汗,易于感冒,食少便溏,舌淡苔薄白,脉细弱。其中医病机为
A. 中气不足,血虚阳浮
B. 中气不足,阴火内生
C. 中气不足,清阳不升
D. 中气不足,阳虚外越
E. 中气不足,食滞化热

40. 白某,男,46岁。患肝癌2年,现症见右胁下痛,拒按,夜间尤甚,舌质紫暗,脉沉细。其首选方剂是
A. 逍遥散
B. 柴胡疏肝散
C. 复元活血汤
D. 茵陈蒿汤
E. 血府逐瘀汤

41. 患者,男,68岁。低热5天后出现皮肤青紫斑块2周余,时发时止。手足烦热,颧红咽干,午后潮热、盗汗,伴齿衄,舌红少苔,脉细数,实验室检查:血常规示血小板20×10^9/L。其治疗宜选用下列何方

A. 犀角地黄汤
B. 十灰散
C. 归脾汤
D. 泻心汤
E. 茜根散

A. 葛根汤
B. 三仁汤
C. 增液承气汤
D. 四物汤合大定风珠
E. 补阳还五汤

42. 患者表现为大汗淋漓,汗出如珠,常同时出现声低息微,精神疲惫,四肢厥冷,脉微欲绝者,为
A. 自汗
B. 盗汗
C. 战汗
D. 绝汗
E. 黄汗

43. 钟某,女,30岁。患者产后受寒,肢体关节疼痛不移,以肩、膝关节为甚,得温痛减,关节不肿,舌淡苔薄白,脉沉紧而弦。其治法是
A. 祛寒为主,活血通络
B. 温肾健脾,活血祛瘀
C. 温经散寒,祛风除湿
D. 渗湿通经活络
E. 祛风通络,补气养血

44. 姚某,女,45岁。患者体型偏瘦,双膝关节疼痛反复发作3年。现症见双膝关节红肿热痛,痛如刀割,发热烦渴,舌红苔黄腻,脉滑数。其首选方剂是
A. 乌头汤
B. 身痛逐瘀汤
C. 白虎加桂枝汤
D. 独活寄生汤
E. 双合汤

45. 牛某,女,26岁。患者产后恶露不止,近日出现项背强急,四肢抽搐,头目昏眩,自汗,低热,神疲,气短,舌淡红,脉弦细。其首选方剂是

46. 杨某,男,63岁。半年前,患者始觉双下肢乏力,渐致不能下地,腰脊酸软,头晕耳鸣,口舌干燥,舌红少苔,脉沉细数。其首选方剂是
A. 二至丸
B. 左归丸
C. 虎潜丸
D. 大补阴丸
E. 知柏地黄丸

47. 患者,男,15岁。发热,胸闷,口噤,颈背强直,甚则角弓反张,手足挛急,腹胀便秘,舌红苔黄厚腻,脉弦数。此属痉证中哪一证候
A. 邪壅经络
B. 热甚发痉
C. 湿热入络
D. 痰瘀互阻
E. 阴血亏虚

48. 患者肢体痿软,身体困重,足胫热气上腾,发热,胸痞脘闷,舌苔黄腻,脉滑数。其治法是
A. 清热润燥,养肺生津
B. 清热燥湿,通利筋脉
C. 泻南补北,滋阴清热
D. 补益肝肾,清热滋阴
E. 补益脾气,健运升清

49. 患者胸痛剧烈,心痛彻背,背痛彻心,痛无休止,身寒肢冷,气短喘息,脉沉紧。宜选
A. 乌头赤石脂丸
B. 血府逐瘀汤

C. 冠心苏合丸
D. 瓜蒌薤白半夏汤
E. 天王补心丹

50. 李某,男,12岁。5天前,患者受凉后感头身酸痛,恶寒,发热,咽痛,旋即出现颜面及双下肢浮肿,尿少色黄赤,腰痛,咽喉红肿疼痛,舌暗红苔薄黄,脉浮滑数。辨证为
A. 风热证
B. 风水泛溢
C. 水湿浸渍
D. 湿热壅盛
E. 痰热壅肺

二、A3/A4 型题

答题说明

以下提供若干个案例,每个案例下设若干考题。请根据各考题题干所提供的信息,在每题下面的 A、B、C、D、E 五个备选答案中选择一个最佳答案。

(51~54题共用题干)

王某,男40岁。患者感冒5日,近则咳嗽频作,痰黏稠而黄,咳痰不爽,咽痛口渴,咳时汗出恶风,鼻流黄浊涕,头痛,舌苔薄黄,脉浮数。

51. 本病例当诊断为
A. 肺痈
B. 肺胀
C. 咳嗽
D. 肺痿
E. 感冒

52. 本病例所属证型为
A. 肺阴亏虚证
B. 肺痈初期证
C. 肝火犯肺证
D. 风热犯肺证
E. 燥热伤肺证

53. 本病例的适宜治法为
A. 燥湿化痰,行气止咳
B. 疏风清热,宣肺止咳
C. 清肺泄热,化痰止咳
D. 清肺泻火,润肺止咳
E. 清热肃肺,豁痰止咳

54. 该病例治疗的基础方为
A. 桑杏汤
B. 清金化痰汤
C. 清燥救肺汤
D. 麦门冬汤
E. 桑菊饮

(55~57题共用题干)

王某,男,43岁。哮病发作,喉中哮鸣有声,胸膈烦闷,呼吸急促,喘咳气逆,咳痰色黄或黄白相兼,烦躁,发热,恶寒,无汗,身痛,口干欲饮,大便偏干,舌边尖红苔白腻黄,脉弦紧。

55. 本病例当辨为哪种哮证
A. 热哮证
B. 风痰哮证
C. 虚哮证
D. 寒包热哮证
E. 冷哮证

56. 本病例的适宜治法是
A. 清热宣肺,化痰定喘
B. 祛风涤痰,降气平喘
C. 宣肺散寒,化痰平喘
D. 补肺纳肾,降气化痰
E. 解表散寒,清化痰热

57. 本病例的适宜方剂是
A. 三子养亲汤
B. 定喘汤
C. 小青龙加石膏汤或厚朴麻黄汤加减

D. 小青龙汤
E. 麻杏甘石汤

(58~62题共用题干)

于某,女性,58岁。患者2年前曾患中风,经治已愈,之后逐渐出现善忘呆滞,言语含糊不清,行为古怪孤僻,时哭时笑。诊见两目晦暗,舌暗,脉细涩。

58. 其诊断是
   A. 郁证
   B. 健忘
   C. 痴呆
   D. 中风恢复期
   E. 中风后遗症

59. 其辨证分型是
   A. 风痰瘀阻证
   B. 气虚络瘀证
   C. 痰浊蒙窍证
   D. 髓海不足证
   E. 瘀血内阻证

60. 其治法是
   A. 祛风化痰,通络化瘀
   B. 益气养血,化瘀通络
   C. 搜风化痰,行瘀通络
   D. 活血化瘀,开窍醒脑
   E. 豁痰开窍,健脾化浊

61. 其治疗应首选的方剂是
   A. 涤痰汤加减
   B. 通窍活血汤加减
   C. 还少丹加减
   D. 七福饮加减
   E. 天麻钩藤饮加减

62. 若病人日久兼气血不足应
   A. 改用归脾汤
   B. 改用八珍汤
   C. 改用补中益气汤
   D. 加熟地黄、党参、黄芪等
   E. 加熟地黄、当归、白芍等

(63~67题共用题干)

某男,54岁。2小时前,患者因家事不和突然出现心前区疼痛,为隐痛呈阵发性,现已发作3次,每次持续数分钟。伴脘腹胀闷,嗳气则舒。诊见,时时叹息,苔薄白,脉细弦。

63. 辨证为
   A. 心血瘀阻证
   B. 气滞心胸证
   C. 痰浊闭阻证
   D. 寒凝心脉证
   E. 心肾阳虚证

64. 治法为
   A. 豁痰化瘀,调畅气血
   B. 活血化瘀,息风通络
   C. 疏肝理气,活血通络
   D. 活血化瘀,通脉止痛
   E. 通阳泄浊,豁痰宣痹

65. 宜用方剂为
   A. 血府逐瘀汤加减
   B. 柴胡疏肝散加减
   C. 瓜蒌薤白半夏汤合涤痰汤加减
   D. 枳实薤白桂枝汤合当归四逆汤加减
   E. 生脉散合人参养荣汤加减

66. 若病人心烦易怒,口干,便秘,舌红苔黄,脉弦数,则应
   A. 加龙胆、栀子等
   B. 加黄连、黄芩等
   C. 加酸枣仁、柏子仁等
   D. 改用丹栀逍遥散
   E. 改用龙胆泻肝汤

67. 若患者大便秘结严重,宜
   A. 加大黄、芒硝等
   B. 加火麻仁、郁李仁等
   C. 加麻子仁丸
   D. 加润肠丸
   E. 加当归龙荟丸

(68~72题共用题干)

张某,女,45岁。其因胃脘痞闷不适3个

月就诊。患者近3个月来经常脘腹痞闷,重时满闷如塞,但不疼痛,饮食减少,恶心嗳气,大便不爽,喜长叹息,有时心烦易怒,胸胁胀满,每因生气恼怒而使症状加重,苔薄白,脉弦。

68. 其中医诊断是
  A. 痞满
  B. 胃痛
  C. 鼓胀
  D. 胸痹
  E. 结胸

69. 其证型为
  A. 饮食内停证
  B. 肝胃不和证
  C. 痰湿中阻证
  D. 脾胃湿热证
  E. 脾胃虚弱证

70. 其病机归纳为
  A. 脾胃虚弱,健运失职,升降失司
  B. 湿热内蕴,困阻脾胃,气机不利
  C. 情志不遂,肝气犯胃,胃气郁滞
  D. 痰浊阻滞,脾失健运,气机不和
  E. 饮食停滞,胃腑失和,气机壅塞

71. 其治法是
  A. 消食和胃,行气消痞
  B. 清热化湿,和胃消痞
  C. 除湿化痰,理气和中
  D. 疏肝解郁,和胃消痞
  E. 补气健脾,升清降浊

72. 其主方是
  A. 保和丸加减
  B. 补中益气汤加减
  C. 泻心汤合连朴饮加减
  D. 二陈汤加减
  E. 越鞠丸合枳术丸加减

(73~76题共用题干)
患者,女,63岁。其既往有胃炎病史,近3天因饮食不节,再次发作。症见恶心呕吐时作时止,伴胃脘痞闷,纳呆神疲,面白无华,口淡不渴,大便微溏,舌淡苔薄白,脉濡弱。

73. 其辨证应为
  A. 食滞内停证
  B. 胃阴不足证
  C. 痰饮内阻证
  D. 肝气犯胃证
  E. 脾胃虚弱证

74. 治法为
  A. 温中健脾,和胃降逆
  B. 益气健脾,和胃降逆
  C. 消食导滞,和胃降逆
  D. 益气健脾,化湿止泻
  E. 温中化饮,和胃降逆

75. 宜选何方治疗
  A. 小建中汤加减
  B. 沙参麦冬汤加减
  C. 香砂六君汤加减
  D. 黄芪建中汤加减
  E. 补中益气汤加减

76. 若病人脾阳不振,畏寒肢冷,可加用
  A. 附子、干姜
  B. 旋覆花、代赭石
  C. 吴茱萸、干姜
  D. 黄连、吴茱萸
  E. 黄芪、当归

(77~79题共用题干)
王某,女,40岁。腹部胀痛半年余,现自觉腹中有条索状物隆起,按之痛甚,舌淡红苔白腻,脉弦滑。

77. 其诊断是
  A. 痞满之肝胃不和
  B. 积证之气滞血阻
  C. 积证之瘀血内结
  D. 聚证之肝郁气结
  E. 聚证之食滞痰阻

78. 其治法是
  A. 理气消积,活血散瘀
  B. 祛瘀软坚,扶正健脾

C. 疏肝解郁,行气散结
D. 疏肝和胃,消痞散结
E. 理气化痰,导滞散结

79. 若患者为蛔虫结聚阻于肠道所致,可加
A. 蒲黄、五灵脂
B. 桃仁、红花
C. 延胡索、三棱、莪术
D. 鹤虱、雷丸、使君子
E. 刘寄奴、姜黄

(80~84题共用题干)

患者,男,35岁。症见腹大胀满,青筋暴露,面色晦滞,唇紫,口干而燥,心烦失眠,小便短少,舌红少津苔少,脉细数。

80. 其辨证为
A. 津液亏耗
B. 气阴两虚
C. 瘀结水留
D. 津亏血滞
E. 阴虚水停

81. 其选方为
A. 麦门冬汤
B. 沙参麦冬汤
C. 知柏地黄丸
D. 六味地黄丸合一贯煎
E. 杞菊地黄丸

82. 患者近日经常鼻衄或牙龈出血,宜加
A. 三七粉、赤芍、牡丹皮
B. 鲜茅根、藕节、仙鹤草
C. 侧柏叶、地榆
D. 茜草、紫草
E. 泽兰、益母草

83. 患者近日面赤,颧红,耳鸣,可加
A. 龟甲、鳖甲、牡蛎
B. 石决明、龙骨
C. 郁金、龙骨齿
D. 磁石、代赭石
E. 珍珠母、石菖蒲

84. 患者近日潮热,烦躁,可加

A. 地骨皮、白薇、栀子
B. 知母、天冬、麦冬
C. 乌梅、玉竹、熟地黄
D. 石斛、玄参、芦根
E. 天花粉、沙参、白术

(85~87题共用题干)

患者男性,40岁。急性发病,发病半日,尿道窘迫疼痛,少腹拘急,腰部绞痛,大便秘结,曾发作2次排尿突然中断,舌质红苔黄腻,脉弦紧数。

85. 此患者应诊断为
A. 腰痛
B. 石淋
C. 腹痛
D. 气淋
E. 热淋

86. 立法应为
A. 利气疏导
B. 清热利湿
C. 泄热通腑
D. 清热利湿,通淋排石
E. 清热利湿,舒筋止痛

87. 如果该病人病久,伴见面色少华、精神委顿、少气、乏力,舌淡有齿痕,脉呈细弱。方药应选
A. 补中益气汤合石韦散
B. 知柏地黄丸
C. 四君子汤合八正散
D. 二神散合八珍汤
E. 右归丸

(88~93题共用题干)

患者余某,女,30岁。其患大叶性肺炎4天,现仍发热,呼吸急促或咳嗽,1天前总尿量减少,咽干,烦渴,苔薄黄,脉数。

88. 其诊断为
A. 癃闭
B. 热淋

C. 腹痛
D. 血淋
E. 气淋

89. 所属证型是
　A. 膀胱湿热证
　B. 肺热壅盛证
　C. 肝郁气滞证
　D. 浊瘀阻塞证
　E. 肾阳衰惫证

90. 其治法为
　A. 清热利湿,排石通淋
　B. 清热利湿通淋
　C. 疏利气机,通利小便
　D. 清热通淋,凉血止血
　E. 清泄肺热,通利水道

91. 其选方为
　A. 石韦散
　B. 八正散
　C. 小蓟饮子
　D. 沉香散
　E. 清肺饮

92. 若症见心烦、舌尖红、口舌生疮可加
　A. 芒硝、厚朴
　B. 大黄、枳实
　C. 青皮、莱菔子
　D. 当归、枳壳
　E. 黄连、竹叶

93. 若口渴引饮、神疲气短,可加
　A. 大剂生脉散
　B. 六磨汤
　C. 金银花、连翘
　D. 虎杖、鱼腥草
　E. 黄连、竹叶

(94~95题共用题干)

患者,男,65岁。久嗜辛辣之品,大便下血,色鲜红,便下不爽,伴腹痛,肛门灼热,口苦,舌红苔黄厚腻,脉滑数。

94. 该病例中医辨证为
　A. 胃肠积热证
　B. 肠道湿热证
　C. 胃热壅盛证
　D. 脾胃虚寒证
　E. 脾胃湿热证

95. 该病例中医治法为
　A. 清胃泄热,凉血止血
　B. 清化湿热,凉血止血
　C. 清泄胃肠,凉血止血
　D. 健脾温中,养血止血
　E. 清化湿热,健脾统血

(96~100题共用题干)

患者,男性,57岁。其患痹证5年余,经久不愈,肢体关节疼痛,屈伸不利,关节肿大、僵硬、变形,甚则肌肉萎缩,筋脉拘急,肘膝不得伸,舌质暗红,脉细涩。

96. 该病辨证为
　A. 痛痹
　B. 行痹
　C. 着痹
　D. 热痹
　E. 尪痹

97. 该病的治则为
　A. 滋阴补肾,活血止痛
　B. 滋补肝阴,舒筋止痛
　C. 益气补肾,舒筋活络
　D. 补肾祛寒,活血通络
　E. 补血养肝,祛风止痛

98. 其代表方剂是
　A. 壮骨关节丸
　B. 大活络丹
　C. 补肾祛寒治尪汤
　D. 左归丸
　E. 一贯煎

99. 瘀血征明显者,可加用
　A. 人参、黄芪
　B. 血竭、皂角刺、乳香、没药
　C. 阿胶、鹿角胶

D. 巴戟天、淫羊藿
E. 山药、山萸肉

100. 若骨节变形严重,可加用
A. 透骨草、寻骨风、自然铜、骨碎补、补骨脂
B. 附子、干姜、肉桂
C. 山药、山萸肉
D. 巴戟天、淫羊藿
E. 鹿角胶、龟甲

参考答案

基础知识

1. E	2. C	3. D	4. B	5. D	6. E	7. B	8. C	9. C	10. C
11. D	12. B	13. D	14. C	15. D	16. B	17. C	18. A	19. D	20. B
21. A	22. D	23. C	24. A	25. A	26. D	27. D	28. A	29. B	30. A
31. E	32. A	33. C	34. B	35. B	36. B	37. B	38. B	39. E	40. A
41. A	42. E	43. E	44. C	45. D	46. B	47. D	48. A	49. C	50. D
51. C	52. D	53. E	54. B	55. D	56. E	57. D	58. A	59. D	60. D
61. C	62. C	63. B	64. D	65. C	66. D	67. B	68. C	69. C	70. A
71. C	72. B	73. B	74. C	75. C	76. D	77. B	78. A	79. C	80. D
81. B	82. C	83. A	84. B	85. B	86. C	87. C	88. B	89. D	90. E
91. E	92. A	93. A	94. D	95. B	96. E	97. B	98. D	99. E	100. A

相关专业知识

1. B	2. A	3. A	4. E	5. A	6. B	7. A	8. B	9. B	10. E
11. E	12. C	13. D	14. E	15. C	16. D	17. A	18. D	19. A	20. C
21. C	22. B	23. E	24. E	25. A	26. B	27. C	28. B	29. B	30. C
31. B	32. E	33. E	34. D	35. E	36. B	37. B	38. D	39. E	40. A
41. D	42. B	43. C	44. D	45. E	46. C	47. B	48. A	49. D	50. C
51. C	52. E	53. D	54. C	55. C	56. A	57. E	58. C	59. E	60. A
61. E	62. A	63. A	64. A	65. C	66. C	67. B	68. D	69. E	70. D
71. E	72. D	73. E	74. D	75. A	76. D	77. B	78. A	79. B	80. C
81. D	82. B	83. D	84. A	85. A	86. B	87. C	88. E	89. A	90. C
91. B	92. E	93. E	94. B	95. A	96. D	97. B	98. D	99. C	100. B

中医内科专业(中级)押题秘卷(二)参考答案

专 业 知 识

1. E	2. A	3. B	4. D	5. D	6. D	7. E	8. E	9. E	10. E
11. A	12. E	13. E	14. D	15. C	16. C	17. D	18. B	19. E	20. A
21. A	22. E	23. D	24. E	25. E	26. E	27. B	28. C	29. C	30. E
31. D	32. B	33. E	34. B	35. C	36. E	37. D	38. C	39. D	40. A
41. E	42. B	43. D	44. D	45. E	46. C	47. E	48. C	49. E	50. B
51. E	52. A	53. E	54. C	55. B	56. D	57. B	58. C	59. B	60. C
61. A	62. B	63. B	64. C	65. C	66. E	67. E	68. B	69. D	70. D
71. A	72. D	73. A	74. D	75. E	76. C	77. C	78. A	79. B	80. E
81. E	82. A	83. C	84. E	85. A	86. D	87. C	88. D	89. C	90. E
91. A	92. E	93. D	94. D	95. E	96. D	97. A	98. C	99. A	100. B

专业实践能力

1. A	2. C	3. C	4. B	5. C	6. E	7. E	8. E	9. E	10. B
11. B	12. C	13. D	14. C	15. B	16. C	17. A	18. E	19. C	20. D
21. D	22. D	23. C	24. C	25. B	26. D	27. C	28. C	29. B	30. B
31. E	32. C	33. D	34. A	35. B	36. A	37. D	38. C	39. B	40. C
41. E	42. D	43. C	44. C	45. D	46. C	47. B	48. B	49. A	50. B
51. C	52. D	53. B	54. E	55. D	56. E	57. C	58. C	59. E	60. D
61. B	62. B	63. B	64. C	65. B	66. D	67. B	68. A	69. B	70. C
71. D	72. E	73. E	74. B	75. C	76. A	77. E	78. E	79. D	80. E
81. D	82. B	83. A	84. A	85. B	86. D	87. D	88. A	89. B	90. E
91. E	92. E	93. A	94. B	95. B	96. E	97. D	98. C	99. B	100. A

试卷标识码：

全国中医药专业技术资格考试

中医内科专业（中级）押题秘卷（三）

考试日期： 年 月 日

考生姓名：_____

准考证号：_____

考　　点：_____

考　场　号：_____

一、A 型题（单句型最佳选择题）

答题说明

以下每一道考题下面有 A、B、C、D、E 五个备选答案。请从中选择一个最佳答案。

1. 下列除哪一项外,均属于五行之水
   A. 五色之黑
   B. 六腑之膀胱
   C. 五脏之肾
   D. 五体之筋
   E. 五味之咸

2. 虚热证的病理基础是
   A. 阴偏胜
   B. 阳偏胜
   C. 阴偏衰
   D. 阳偏衰
   E. 阴损及阳

3. 被称为"骨之余"的是
   A. 髓
   B. 齿
   C. 爪
   D. 筋
   E. 脑

4. 与膀胱的贮尿、排尿功能直接相关的是
   A. 膀胱的气化
   B. 膀胱的固摄
   C. 肾的气化固摄
   D. 三焦的气化
   E. 肺气的肃降

5. 病久必累及的脏腑是
   A. 心
   B. 肺
   C. 脾
   D. 肝
   E. 肾

6. 能促进大肠传导的是
   A. 胃气的降浊
   B. 肺气的肃降
   C. 小肠泌别清浊
   D. 脾之运化
   E. 肾的温化

7. 在治疗瘀血病证时,常配以行气、补气药,其理论根据是
   A. 气能生血
   B. 气能行血
   C. 气能摄血
   D. 血能载气
   E. 血能生气

8. 足厥阴肝经与手太阴肺经两经交会的部位是
   A. 胸部
   B. 胸胁
   C. 肝中
   D. 肺中
   E. 腹部

9. 七情致病最先伤及的脏是
   A. 心
   B. 肺
   C. 肝
   D. 脾
   E. 肾

10. 水土不服的发病因素是
    A. 地域因素
    B. 气候因素
    C. 先天禀赋,体质较弱
    D. 生活、工作环境

E. 精神状态

11. 下列阳虚证中,病情最重的是
    A. 肾阳虚
    B. 心阳虚
    C. 胃阳虚
    D. 脾阳虚
    E. 肺阳虚

12. 正治的定义是
    A. 调整阴阳的治疗法则
    B. 顺从疾病的某些假象而治的一种治疗方法
    C. 逆着疾病现象而治的治疗方法
    D. 扶助正气的治疗方法
    E. 正确的治疗法则

13. "用热远热"的含义是
    A. 阳盛之人慎用温热药物
    B. 原有内热复感外寒之人,慎用温热药物
    C. 阴虚之人,慎用温热药物
    D. 南方炎热,慎用温热药物
    E. 夏季炎热,慎用温热药物

14. "清阳发腠理"之"清阳"是指
    A. 肺气
    B. 水谷精气
    C. 胃气
    D. 卫气
    E. 清气

15. 《素问·脉要精微论》认为诊法常以什么时候最适宜
    A. 鸡鸣
    B. 平旦
    C. 日中
    D. 日西
    E. 合夜

16. 太阳病的热型是
    A. 往来寒热
    B. 发热恶寒
    C. 潮热
    D. 厥热往复
    E. 不恶寒,反恶热

17. 附子汤证不应出现
    A. 背恶寒
    B. 身体痛
    C. 手足寒
    D. 骨节痛
    E. 口燥渴

18. 霍乱病经治疗后,"脉平,小烦"的原因是
    A. 余邪未尽
    B. 邪气复聚
    C. 脾胃气弱不能化谷
    D. 复感外邪
    E. 阴虚发热

19. 原文"大病差后,从腰以下有水气者"用下列何方治疗
    A. 五苓散
    B. 牡蛎泽泻散
    C. 苓桂术甘汤
    D. 苓桂草枣汤
    E. 茯苓甘草汤

20. 《金匮要略》论历节病的成因是
    A. 外感风寒湿之气
    B. 肝肾亏虚,筋骨失养
    C. 肝肾亏虚,风寒湿侵
    D. 肝肾不足,寒伤骨髓
    E. 阳气亏虚,血行不利

21. "肝着,其人常欲蹈其胸上,先未苦时,但欲饮热",其病机属
    A. 肝气郁结

B. 瘀血内阻
C. 肝经气血郁滞
D. 水停胸胁
E. 饮阻胸膈

22. 《金匮要略》黄疸病篇重点论述的内容是
    A. 火劫发黄
    B. 燥结发黄
    C. 女劳发黄
    D. 寒湿发黄
    E. 湿热发黄

23. 肺热腑实证的治疗，当用何方
    A. 调胃承气汤
    B. 宣白承气汤
    C. 桃仁承气汤
    D. 增液承气汤
    E. 葛根芩连汤

24. 叶天士所谓"浊邪害清"的临床表现是
    A. 口鼻咽唇干燥
    B. 耳聋鼻塞
    C. 昏谵舌謇
    D. 溲短尿浊
    E. 脘腹胀满

25. 归经的含义是
    A. 药物对于机体有无毒副作用
    B. 药物具有的寒、热、温、凉四种性质
    C. 药物对于机体某部位的选择性作用
    D. 药物具有的升、降、浮、沉的作用趋向
    E. 药物具有的辛、甘、酸、苦、咸五种味道

26. 下列各项，不属温热性能作用的是
    A. 温里
    B. 温经
    C. 补火
    D. 开窍
    E. 回阳

27. 黄芪与茯苓配伍，这种配伍关系是
    A. 相须
    B. 相使
    C. 相反
    D. 相恶
    E. 相畏

28. 气味芳香，成分易挥发药物的用法是
    A. 先煎
    B. 后下
    C. 另煎
    D. 包煎
    E. 烊化兑服

29. 所谓中药的剂量，一般是
    A. 单味药成人一日量
    B. 单味药成人一次量
    C. 单味药小儿一日量
    D. 单味药小儿一次量
    E. 一剂药的分量

30. 治疗风热，肝热之目赤肿痛的首选药组是
    A. 菊花、麻黄
    B. 薄荷、柴胡
    C. 桑叶、菊花
    D. 蝉蜕、牛蒡子
    E. 蝉蜕、柴胡

31. 外感风寒表证、外感风热表证均可使用的药组是
    A. 麻黄、桂枝
    B. 紫苏、生姜
    C. 细辛、白芷
    D. 荆芥、防风
    E. 羌活、独活

32. 治疗胃火上炎的头痛、牙龈肿痛。首选药组是
    A. 玄参、黄芩

B. 知母、贝母
C. 石膏、升麻
D. 紫苏、生姜
E. 龙胆、黄柏

33. 不属攻下药适应证的是
    A. 饮食积滞
    B. 虚寒泻痢
    C. 血热妄行
    D. 冷积便秘
    E. 大肠燥热

34. 防己具有的功效是
    A. 祛风湿,止痛,安胎
    B. 祛风湿,舒经络,解表
    C. 祛风湿,消骨鲠,解暑
    D. 祛风湿,止痛,化湿和胃
    E. 祛风湿,止痛,利水消肿

35. 性微温而善于芳香化湿的药物是
    A. 香薷
    B. 佩兰
    C. 砂仁
    D. 豆蔻
    E. 藿香

36. 海金沙具有的功效是
    A. 除湿退黄
    B. 利水渗湿
    C. 利水通淋解暑
    D. 清热利水杀虫
    E. 利尿通淋止痛

37. 元气大亏,阳气暴脱,亡阳与气脱并见,首选药组是
    A. 附子、黄芪
    B. 附子、人参
    C. 附子、白术
    D. 附子、干姜

E. 附子、肉桂

38. 治疗下元虚冷,肾不纳气之虚喘的药物是
    A. 佛手
    B. 沉香
    C. 乌药
    D. 川楝子
    E. 青木香

39. 既能消食化积,又能行气散瘀的药物是
    A. 神曲
    B. 山楂
    C. 木香
    D. 枳实
    E. 鸡内金

40. 既能清肝明目,又能润肠通便的药物是
    A. 决明子
    B. 菟丝子
    C. 鸦胆子
    D. 沙苑子
    E. 牛蒡子

41. 马钱子的剂量是
    A. 0.3~0.6g
    B. 0.15~0.3g
    C. 0.05~0.1g
    D. 0.03~0.06g
    E. 0.1~0.3g

42. 下列各项,不具有行气功效的药物是
    A. 川芎
    B. 郁金
    C. 延胡索
    D. 三棱
    E. 五灵脂

43. 多服、久服对肝功能有一定损害的药物是
    A. 鸡血藤

B. 丹参
C. 洋金花
D. 黄药子
E. 土茯苓

44. 下列选项,不属首乌藤主治病证的是
    A. 跌打骨折
    B. 血虚身痛
    C. 失眠多梦
    D. 风湿痹痛
    E. 皮肤痒疹

45. 善治痰热闭阻心窍、神昏口噤的药物是
    A. 钩藤
    B. 金银花
    C. 牛黄
    D. 白菊花
    E. 大青叶

46. 下列各项,不属冰片主治病证的是
    A. 热病闭证神昏
    B. 目赤肿痛
    C. 寒闭神昏
    D. 喉痹口疮
    E. 疮疡肿痛,水火烫伤

47. 常配伍甘遂、大戟、芫花等峻下之剂,具有缓和药性,保护脾胃功效的药物是
    A. 甘草
    B. 大枣
    C. 饴糖
    D. 白术
    E. 山药

48. 山茱萸的性味是
    A. 酸、涩,微温
    B. 甘、涩,温
    C. 甘、涩,平
    D. 酸、涩,寒
    E. 酸、甘,温

49. 既能杀虫、止痒、燥湿,又能温肾壮阳的药物是
    A. 雄黄
    B. 白矾
    C. 地肤子
    D. 硫黄
    E. 蛇床子

50. 只宜外用,不宜内服的药物是
    A. 铅丹
    B. 轻粉
    C. 升药
    D. 砒石
    E. 雄黄

51. 按照药性升降浮沉理论,具有升浮药性的药物是
    A. 重镇安神药
    B. 平肝息风药
    C. 开窍药
    D. 清热药
    E. 泻下药

52. 治疗阴虚血热、冲任不固的崩漏,应选用的药物是
    A. 天冬
    B. 麦冬
    C. 玉竹
    D. 龟甲
    E. 枸杞子

53. 具有息风止痉、平抑肝阳、祛风通络功效的药物是
    A. 夏枯草
    B. 僵蚕
    C. 天麻
    D. 决明子

E. 代赭石

54. 五倍子的全部功效是
   A. 固表止汗,敛肺止咳,涩肠止泻
   B. 敛肺降火,止咳止汗,涩肠止泻,固精止遗,收敛止血,收湿敛疮
   C. 敛汗固表,缩尿止遗,固崩止带
   D. 涩肠止泻,收敛止血,涩精止遗
   E. 敛肺平喘,涩精固肠,敛汗止血

55. 下列各项,不属于和法范畴的是
   A. 表里双解
   B. 调和营卫
   C. 消食和胃
   D. 分消上下
   E. 透达膜原

56. 败毒散中配伍人参的用意是
   A. 补气培土生金
   B. 扶正鼓邪外出
   C. 益气以资汗源
   D. 益气以利血行
   E. 益气以助固表

57. 下列泻下剂组成中不含大黄的是
   A. 调胃承气汤
   B. 麻子仁丸
   C. 黄龙汤
   D. 温脾汤
   E. 济川煎

58. 痛泻要方中配伍防风的主要用意是
   A. 祛风胜湿
   B. 散肝舒脾
   C. 燥湿止痛
   D. 补脾柔肝
   E. 疏风散寒

59. 当归六黄汤组成中用量需"加一倍"的药物是

A. 生地黄
B. 黄芪
C. 当归
D. 黄柏
E. 熟地黄

60. 玉女煎中配伍牛膝的主要用意是
   A. 导热下行
   B. 补肝柔筋
   C. 补肾壮骨
   D. 活血祛瘀
   E. 利水通淋

61. 下列方剂中重用生姜的是
   A. 小建中汤
   B. 吴茱萸汤
   C. 实脾散
   D. 健脾丸
   E. 温经汤

62. 一贯煎中配伍川楝子的用意是
   A. 养血柔肝滋阴
   B. 疏肝泄热理气
   C. 疏肝润肺生津
   D. 理气养阴生津
   E. 柔肝缓急止痛

63. 牡蛎散的主治病证是
   A. 风寒表虚之自汗证
   B. 阳明壮热之大汗证
   C. 阴虚火旺之盗汗证
   D. 体虚之自汗、盗汗证
   E. 肺卫气虚之自汗证

64. 酸枣仁汤中配伍川芎的主要用意是
   A. 祛瘀血,止疼痛
   B. 行气滞,化瘀血
   C. 调肝血,疏肝气
   D. 祛风邪,止头痛

E. 祛风邪,止痹痛

65. 具有降逆止呃、益气清热功用的方剂是
    A. 苏子降气汤
    B. 橘皮竹茹汤
    C. 丁香柿蒂汤
    D. 旋覆代赭汤
    E. 清气化痰丸

66. 下列方剂组成中含有干姜的是
    A. 真武汤
    B. 四神丸
    C. 厚朴温中汤
    D. 当归四逆汤
    E. 橘皮竹茹汤

67. 复元活血汤原方中用量最大的药物是
    A. 大黄
    B. 柴胡
    C. 当归
    D. 红花
    E. 桃仁

68. 下列方剂组成中含有甘草的是
    A. 暖肝煎
    B. 一贯煎
    C. 消风散
    D. 桑杏汤
    E. 真武汤

69. 方药配伍体现"病痰饮者,当以温药和之"之意的方剂是
    A. 苓桂术甘汤
    B. 防己黄芪汤
    C. 真武汤
    D. 实脾散
    E. 五苓散

70. 下列各项,不属于滚痰丸组成药物的是
    A. 礞石
    B. 大黄
    C. 半夏
    D. 黄芩
    E. 沉香

二、B型题（标准配伍题）

答题说明

以下提供若干组考题,每组考题共用在考题前列出的A、B、C、D、E五个备选答案。请从中选择一个与问题关系最密切的答案。某个备选答案可能被选择一次、多次或不被选择。

(71~72题共用备选答案)
A. 阳病治阳
B. 阴中求阳
C. 热极生寒
D. 寒者热之
E. 热者寒之

71. 可以用阴阳互根说明的是
72. 可以用阴阳转化说明的是

(73~74题共用备选答案)
A. 气的推动作用
B. 气的温煦作用
C. 气的固摄作用
D. 气的防御作用
E. 气的气化作用

73. 血液能正常运行于脉内而不溢出脉外,主要依靠的是
74. 具有防止血、津液等液态物质无故流失作用的是

(75～76题共用备选答案)
A. 抵当汤
B. 抵当丸
C. 桃核承气汤
D. 五苓散
E. 大承气汤

75. 有通下瘀热、活血化瘀作用的是
76. 有攻下实热、荡除燥结作用的是

(77～78题共用备选答案)
A. 半夏厚朴汤
B. 甘麦大枣汤
C. 小柴胡汤
D. 温经汤
E. 肾气丸

77. 妇人咽中如有炙脔,宜选方
78. 妇人脏躁,喜悲伤欲哭,宜选方

(79～80题共用备选答案)
A. 邪袭肺卫
B. 阳明热盛
C. 卫营同病
D. 热郁胆腑
E. 湿遏卫气

79. 伏暑初发,可见
80. 暑温初发,可见

(81～82题共用备选答案)
A. 白芷
B. 羌活
C. 藁本
D. 蔓荆子
E. 辛夷

81. 治疗外感风寒之眉棱骨痛,首选药物是
82. 治疗外感风寒之巅顶头痛,首选药物是

(83～84题共用备选答案)
A. 丝瓜络
B. 鹿衔草

C. 豆蔻
D. 木瓜
E. 蚕砂

83. 具有祛风、通络、活血功效的药物是
84. 具有祛风湿、强筋骨、止血功效的药物是

(85～86题共用备选答案)
A. 细辛
B. 花椒
C. 丁香
D. 小茴香
E. 高良姜

85. 具有散寒止痛、温肺化饮功效的药物是
86. 具有温中止痛杀虫功效的药物是

(87～88题共用备选答案)
A. 侧柏叶
B. 地榆
C. 大蓟
D. 槐花
E. 小蓟

87. 既善于治疗吐衄便血,又善于治疗肝火上炎之头痛目赤的药物是
88. 既善于治疗吐衄便血,又善于治疗肺热咳嗽有痰的药物是

(89～90题共用备选答案)
A. 活血行气,祛风止痛
B. 活血止痛,行气解郁,清心凉血,利胆退黄
C. 活血行气,止痛,消肿生肌
D. 活血调经,祛瘀止痛,凉血消痈,除烦安神
E. 活血止痛,消肿生肌

89. 乳香具有的功效是
90. 没药具有的功效是

(91～92题共用备选答案)
A. 甘草

B. 枳实
C. 芍药
D. 柴胡
E. 黄芩

91. 四逆散组成中不含有的药物是
92. 大柴胡汤组成中不含有的药物是

(93~94题共用备选答案)
A. 白术
B. 苍术
C. 人参
D. 白芍
E. 柴胡

93. 完带汤中具有燥湿运脾作用的药物是
94. 完带汤中具有补脾祛湿作用的药物是

(95~96题共用备选答案)
A. 心火亢盛证
B. 痰热扰心证
C. 痰蒙心包证
D. 热陷心包证

E. 寒闭证

95. 安宫牛黄丸的主治证是
96. 苏合香丸的主治证是

(97~98题共用备选答案)
A. 生脉散
B. 清营汤
C. 大定风珠
D. 当归六黄汤
E. 青蒿鳖甲汤

97. 温病后期,阴伤邪伏者,治宜选用
98. 温病后期,阴虚风动者,治宜选用

(99~100题共用备选答案)
A. 湿痰证
B. 热痰证
C. 燥痰证
D. 风痰证
E. 寒痰证

99. 二陈汤的主治证是
100. 贝母瓜蒌散的主治证是

一、A 型题（单句型最佳选择题）

答题说明

以下每一道考题下面有 A、B、C、D、E 五个备选答案。请从中选择一个最佳答案。

1. 口渴饮水不多,兼身热夜甚,心烦不寐,舌红绛。此属
   A. 湿热证
   B. 阴虚证
   C. 营分证
   D. 痰饮内停证
   E. 瘀血内停证

2. 非行经期,阴道大出血或持续下血,淋沥不止,称为
   A. 月经先期
   B. 崩漏
   C. 月经过多
   D. 赤白带下
   E. 经期不定

3. 病人坐时常以手抱头,头倾不能昂者,属
   A. 肺实气逆证
   B. 体弱气虚证
   C. 肝阳化风证
   D. 精神衰败证
   E. 气血俱虚证

4. 久病重病,精气极度衰竭,突然一时出现某些神气暂时"好转"的现象,称为
   A. 得神
   B. 少神
   C. 失神
   D. 神乱
   E. 假神

5. 镜面舌主病是
   A. 胃阴枯竭,胃乏生气
   B. 营血亏虚,阳气虚衰
   C. 正气亏虚,痰浊未化

   D. 邪去正胜,胃气渐复
   E. 食积胃肠,痰浊内蕴

6. 舌下络脉短而细,周围小络脉不明显者,属
   A. 阴液亏损证
   B. 热灼津伤证
   C. 瘀阻脉络证
   D. 气血不足证
   E. 寒凝筋脉证

7. 哮与喘临床表现的区别是
   A. 呼吸困难
   B. 张口抬肩
   C. 鼻翼翕动
   D. 难以平卧
   E. 喉有哮鸣音

8. 郑声的病因是
   A. 心气虚衰,神气不足
   B. 脏气衰竭,心神散乱
   C. 气郁痰阻,蒙蔽心神
   D. 热邪扰动心神
   E. 瘀血阻碍心窍

9. 脉来一息不足四至,搏指无力者的主病是
   A. 实寒证
   B. 实热证
   C. 虚寒证
   D. 虚热证
   E. 阳极阴竭证

10. 具有脉短如豆、滑数有力特征的脉象是
    A. 滑脉
    B. 数脉
    C. 动脉

D. 疾脉

E. 促脉

11. 触按疮疡局部,肿处烙手而压痛者,病属
    A. 实寒证
    B. 实热证
    C. 虚寒证
    D. 虚热证
    E. 气血虚证

12. 按腧穴诊病,膻中诊断的是
    A. 肺
    B. 心
    C. 肝
    D. 脾
    E. 肾

13. 病人五心烦热,盗汗,口咽干燥,颧红,舌红少津,脉细数。此为
    A. 里实热证
    B. 里实寒证
    C. 表实热证
    D. 里虚热证
    E. 表虚热证

14. 四肢厥冷,神昏,面紫暗,脉沉迟,身热,胸腹灼热,口鼻气灼,口臭息粗,口渴引饮,小便短黄,舌红苔黄而干,脉有力。此为
    A. 真寒假热
    B. 真热假寒
    C. 表里虚热
    D. 表里虚寒
    E. 表寒里热

15. 发热恶热,烦躁,口渴喜饮,汗多,大便秘结,小便短黄,面赤,舌红绛苔黄,脉数有力。证属
    A. 燥淫证
    B. 火淫证

C. 暑淫证

D. 阴虚证

E. 风淫证

16. 以冷汗淋漓、四肢厥冷、面色苍白、脉微欲绝为主要表现的证候是
    A. 亡阴证
    B. 亡阳证
    C. 阳虚证
    D. 阴虚证
    E. 阴阳两虚证

17. 症见少腹冷痛,阴部坠胀作痛,或阴器收缩引痛,舌淡苔白润,脉沉紧者。此属
    A. 肝郁气滞证
    B. 肾阳虚证
    C. 肾虚水泛证
    D. 寒滞肝脉证
    E. 寒湿困脾证

18. 患者微有发热恶风寒,咳嗽,痰少而黏,不易咳出,时而痰中带血,口干咽燥,尿少便干,舌苔干燥,脉浮数。此属
    A. 肺阴虚证
    B. 燥邪犯肺证
    C. 风热犯肺证
    D. 肺热炽盛证
    E. 肺肾阴虚证

19. 患者发热,微恶风寒,少汗,头痛,口微渴,舌边尖红苔薄黄,脉浮数。证属
    A. 卫分证
    B. 气分证
    C. 营分证
    D. 血分证
    E. 下焦病证

20. 下列哪项属温病传变中的逆传
    A. 病从卫分传入气分

B. 病从气分传入营分
C. 病从上焦传入中焦
D. 病从中焦传入下焦
E. 病从肺卫传入心包

21. 通过观察舌苔有根无根可了解
    A. 邪气盛衰
    B. 气血盈亏
    C. 津液存亡
    D. 胃气有无
    E. 脏腑虚实

22. 下述对表证的认识欠妥的是
    A. 新起之病必是表证
    B. 表证有外邪的侵袭
    C. 表证的病位较表浅
    D. 久病多数已无表证
    E. 表证可发展为里证

23. 腹痛窘迫,时时欲便,肛门重坠,便出不爽,称为
    A. 肛门灼热
    B. 排便不爽
    C. 滑泻失禁
    D. 里急后重
    E. 肛门坠气

24. 对病人面色的观察,首先应注意鉴别
    A. 主色与客色
    B. 常色与病色
    C. 主色与病色
    D. 客色与病色
    E. 善色与恶色

25. 濡脉的主病是
    A. 厥证
    B. 阴寒证
    C. 气滞血瘀证
    D. 湿证

E. 表证

26. 肾阳虚命门火衰的病人,小便一般不会出现的改变是
    A. 小便清长
    B. 癃闭
    C. 小便短赤
    D. 夜间尿多
    E. 小便淋沥不尽

27. 病人面色虽有异常,但仍光明润泽者,属
    A. 常色
    B. 主色
    C. 客色
    D. 善色
    E. 恶色

28. 病人但坐不得卧,卧则气逆者,属
    A. 体弱气虚
    B. 气血俱虚
    C. 咳喘肺胀
    D. 肝阳化风
    E. 夺气脱血

29. 患者劳累后突发胸痛1小时,伴胸闷、憋气,面色苍白,出冷汗,可能的病因是
    A. 胸膜炎
    B. 肋间神经痛
    C. 急性心肌梗死
    D. 肺炎
    E. 肋软骨炎

30. 下列意识障碍的病因中,哪项属脑血管病
    A. 脑栓塞
    B. 脑脓肿
    C. 脑肿瘤
    D. 外伤性颅内血肿
    E. 癫痫

31. 高热是指体温在
    A. 38.1℃~39℃
    B. 39.1℃~40℃
    C. 39.1℃~41℃
    D. 40.1℃~41℃
    E. 41℃以上

32. 呕吐大量隔宿食物,多见于
    A. 急性糜烂性胃炎
    B. 慢性胃炎
    C. 消化性溃疡
    D. 急性肝炎
    E. 幽门梗阻

33. 胸痛,咳嗽或深呼吸时疼痛加重,可能的病因是
    A. 肺炎球菌肺炎
    B. 肺结核
    C. 胸膜炎
    D. 心包炎
    E. 肺癌

34. 下列哪项说法是错误的
    A. 青年人体温较老年人高
    B. 体温昼夜有变化,但24小时不超过2℃
    C. 妇女月经期前体温升高
    D. 下午体温高于早晨
    E. 不同个体间体温有差异

35. 下述哪项体征是确诊器质性心脏病的依据
    A. 听到第3心音
    B. 心尖部柔和的收缩期杂音
    C. 心脏杂音的强度在2/6级以下
    D. 心尖部舒张期隆隆样杂音
    E. 心律不齐

36. 鉴别胸膜摩擦音和心包摩擦音主要依靠
    A. 声音粗糙的程度
    B. 声音发出的部位
    C. 声音持续时间的长短
    D. 屏住呼吸是否存在
    E. 伴有啰音还是杂音

37. 猩红热患者舌的特点是
    A. 牛肉样舌
    B. 草莓舌
    C. 舌色淡
    D. 舌色暗红
    E. 舌有颤动

38. 长期服用肾上腺糖皮质激素会出现的面容是
    A. 肢端肥大面容
    B. 满月面容
    C. 面具面容
    D. 无欲貌
    E. 黏液水肿面容

39. 对侧半身感觉障碍伴有偏瘫,其感觉障碍类型属于
    A. 神经根型
    B. 脑干型
    C. 皮质型
    D. 内囊型
    E. 末梢型

40. 诊断阑尾炎最有诊断价值的体征是
    A. 脐周压痛
    B. 左下腹压痛
    C. 肌紧张
    D. 右下腹固定压痛
    E. 板状腹

41. 急性胃肠穿孔最有特征性的体征是
    A. 肝浊音界消失代之以鼓音
    B. 腹部压痛
    C. 振水音阳性
    D. 移动性浊音阳性

E. 发热

42. 检查脊柱应采取的正确体位是
   A. 仰卧位
   B. 右侧卧位
   C. 左侧卧位
   D. 膝胸卧位
   E. 站立位或卧位

43. 深吸气时脾脏在左肋下4cm但未超过脐水平,临床为哪一型脾大
   A. 轻度
   B. 中度
   C. 重度
   D. 正常
   E. 无法确定

44. 周围血管征的发生机理是
   A. 舒张压过高
   B. 收缩压过高
   C. 脉压过大
   D. 脉压过小
   E. 心律失常

45. 成年男性,检查发现血沉加快。其血沉测定值可能为
   A. 5mm/h
   B. 8mm/h
   C. 11mm/h
   D. 15mm/h
   E. 18mm/h

46. 嗜酸性粒细胞增多见于
   A. 副伤寒患者
   B. 感染早期患者
   C. 寄生虫感染患者
   D. 应用肾上腺皮质激素患者
   E. 经X线照射患者

47. 血小板一过性增多见于
   A. 再生障碍性贫血
   B. 溶血性贫血
   C. 脾功能亢进
   D. 急性白血病
   E. 弥漫性血管内凝血

48. 下列哪项提示P波异常
   A. Ⅱ导联P波直立
   B. Ⅲ导联P波双向
   C. aVR导联P波倒置
   D. aVL导联P波不明显
   E. V_5导联P波倒置

49. 关于胸导联电极的安放,下列哪项不正确
   A. V_1——胸骨右缘第4肋间
   B. V_2——胸骨左缘第4肋间
   C. V_3——V_1与V_4连线中点
   D. V_4——左第5肋间锁骨中线处
   E. V_5——左第5肋间腋中线处

50. 下列哪项不符合室性心动过速的心电图表现
   A. 室性异位激动频率为150~250次/分
   B. 宽大的QRS波群前无P波
   C. 房室分离
   D. 心室夺获
   E. QRs波群时间>0.12s

51. 正常胸膜的X线表现是
   A. 胸膜不显影
   B. 呈横行条索状阴影
   C. 呈斑片状阴影
   D. 肋膈角尖锐
   E. 膈角平直

52. 浸润型肺结核的好发部位为
   A. 下叶背段
   B. 肺尖或锁骨下区

C. 中叶
D. 肺门区
E. 肺底部

53. 属于内分泌与代谢障碍所致发热的是
    A. 肝癌
    B. 淋巴瘤
    C. 药物热
    D. 甲状腺功能亢进症
    E. 中暑

54. 不属于感染性发热的是
    A. 肺炎球菌肺炎
    B. 风湿热
    C. 肺结核
    D. 流行性出血热
    E. 流行性脑脊髓膜炎

55. 在传染病流行期间,为保护易感人群,注射下列免疫制剂无效的是
    A. 高效价免疫球蛋白
    B. 丙种球蛋白
    C. 灭活疫(菌)苗
    D. 抗毒素
    E. 类毒素

56. 熟悉传染病的潜伏期,是为了
    A. 确定诊断
    B. 确定检疫期
    C. 预测流行趋势
    D. 追踪传染来源
    E. 有助于指导治疗

57. 湿温相当于西医学的疾病名称是
    A. 菌痢
    B. 霍乱
    C. 流脑
    D. 人禽流感
    E. 伤寒

58. 肥达反应阳性率最高的时期是
    A. 病前1周
    B. 病程第1周
    C. 病程第2周
    D. 病程第3周
    E. 病程第5周以后

59. 下列有关隔离的叙述,错误的是
    A. 是控制传染病流行的重要措施
    B. 便于管理传染源
    C. 可防止病原体向外扩散给他人
    D. 根据传染病的平均传染期来确定隔离期限
    E. 某些传染病患者解除隔离后尚应进行追踪观察

60. 与感觉相比,知觉具有较明显的
    A. 被动性
    B. 简单反射性
    C. 具体形象性
    D. 概括性
    E. 概念性

61. 心理障碍是对不同种类的和异常的
    A. 智力、认知、情绪的统称
    B. 智力、情绪、行为的统称
    C. 认知、情绪、适应能力的统称
    D. 情绪、行为、社会关系的统称
    E. 心理、情绪、行为的统称

62. 对于病人来讲,最重要的、最优先的需要是
    A. 生理的需要
    B. 爱与归属的需要
    C. 尊重的需要
    D. 安全的需要
    E. 自我实现的需要

63. "杏林佳话"歌颂的是
    A. 孙思邈

B. 李时珍
C. 张仲景
D. 董奉
E. 陈实功

64. 下列关于保密内容理解正确的是
   A. 保守双方的秘密
   B. 保守病人的秘密和对病人保守秘密
   C. 保守医院的秘密
   D. 保守病人不良的诊断
   E. 保守所有的秘密

65. 突发公共卫生事件的特点不包括
   A. 突发性
   B. 公共性
   C. 个体性
   D. 危害性
   E. 复杂性

66. 在体格检查中,医生应遵守的道德要求有
   A. 使患者知情同意
   B. 保护患者的权利
   C. 全神贯注,语言得当
   D. 减轻患者的痛苦
   E. 尊重患者的一切意见

67. 下列哪项属于行政处罚
   A. 赔礼道歉
   B. 降级
   C. 撤职

D. 罚款
E. 赔偿损失

68. 对医疗事故所做的首次鉴定结论不服的,当事人申请再次鉴定的时限应是
   A. 收到首次鉴定结论之日起30日后
   B. 收到首次鉴定结论之日起20日后
   C. 收到首次鉴定结论之日起15日后
   D. 收到首次鉴定结论之日起15日内
   E. 收到首次鉴定结论之日起10日内

69. 医师甲经执业医师注册,在某医疗机构执业。1年后,该医师受聘到另一预防机构执业,对其改变执业地点和类别的行为
   A. 预防机构允许即可
   B. 无需经过准予注册的卫生行政部门办理变更注册手续
   C. 应到准予注册的卫生行政部门办理变更注册手续
   D. 任何组织和个人无权干涉
   E. 只要其医术高明,就不受限制

70. 哪项不属于医师在执业活动中应遵循的规范
   A. 遵守法律、法规,遵守技术操作规范
   B. 参加专业培训,接收继续医学教育
   C. 关心、爱护、尊重患者
   D. 努力钻研业务,更新知识,提高专业技术水平
   E. 保护患者的隐私

二、B型题（标准配伍题）

答题说明

以下提供若干组考题,每组考题共用在考题前列出的A、B、C、D、E五个备选答案。请从中选择一个与问题关系最密切的答案。某个备选答案可能被选择一次、多次或不被选择。

(71~72题共用备选答案)
   A. 前额连眉棱骨痛
   B. 侧头部痛
   C. 后头部连项痛
   D. 颠顶部痛
   E. 头痛连齿

71. 厥阴经头痛的特点是
72. 阳明经头痛的特点是

(73~74题共用备选答案)
A. 风痰阻络证
B. 热极生风证
C. 阳明热盛证
D. 胃阴损伤证
E. 肾阴枯涸证

73. 牙齿燥如枯骨者,属
74. 牙齿光燥如石者,属

(75~76题共用备选答案)
A. 气血两虚证
B. 寒凝筋脉证
C. 痰浊内蕴证
D. 热盛伤津证
E. 风痰阻络证

75. 舌淡白、胖嫩而舌体短缩者,属
76. 舌色红绛而干,舌体短缩者,属

(77~78题共用备选答案)
A. 病室血腥味
B. 病室腐臭气
C. 病室尿臊气
D. 病室尸臭气
E. 病室烂苹果气

77. 肾衰病人的病室气味是
78. 消渴病人的病室气味是

(79~80题共用备选答案)
A. 涩脉
B. 弦脉
C. 伏脉
D. 紧脉
E. 革脉

79. 主病邪闭、厥证或痛极的脉象是
80. 主病气滞血瘀、痰食内停、伤精血少的脉象是

(81~82题共用备选答案)
A. 肝阳上亢证
B. 热极生风证
C. 阳虚动风证
D. 肝阳化风证
E. 血虚生风证

81. 表现为眩晕欲仆,头胀痛、头摇、肢麻震颤、步履不稳者,属
82. 表现为眩晕、肢麻、震颤、拘急、面白舌淡者,属

(83~84题共用备选答案)
A. 白血病
B. 传染性单核细胞增多症
C. 急性胆囊炎
D. 麻疹
E. 流行性感冒

83. 发热伴寒战常见于
84. 发热伴结膜充血常见于

(85~86题共用备选答案)
A. 膝外翻
B. 杵状指
C. 反甲
D. 爪形手
E. 梭状关节

85. 支气管扩张症可见
86. 佝偻病可见

(87~88题共用备选答案)
A. 葡萄糖明显减少或消失
B. 静置后有薄膜形成
C. 外观初期为血性,后期黄染
D. 蛋白质含量轻度增加
E. 压力正常

87. 化脓性脑膜炎的脑脊液特点是
88. 结核性脑膜炎的脑脊液特点是

(89~90题共用备选答案)
A. ALT 明显升高
B. 血氨明显升高
C. γ-GT 明显升高
D. MAO 明显升高
E. ALP 明显升高

89. 急性肝炎可出现
90. 阻塞性黄疸可出现

(91~92题共用备选答案)
A. 薄壁空洞
B. 管状透明阴影
C. 薄壁空腔
D. 不规则偏心空洞
E. 壁厚空洞内有液平

91. 肺大泡的 X 线表现为
92. 肺脓肿空洞 X 线多表现为

(93~94题共用备选答案)
A. 搞好环境卫生,灭蚊蝇
B. 搞好"三管一灭"及个人卫生
C. 保持空气流通
D. 严格执行标准预防的原则
E. 保持洁身自好

93. 消化道传染病的预防重点是
94. 医院感染的预防重点是

(95~96题共用备选答案)
A. 害怕特定的事物,如小白鼠、广场、社交活动
B. 无法抑制地想一个问题或重复一个动作
C. 没有原因地担心未来(发生不好的事情)
D. 不遵守社会规范
E. 情绪低落、自我评价低,主动意识下降

95. 恐惧症的主要特征是
96. 焦虑的主要特征是

(97~98题共用备选答案)
A. 医德修养为有效保护自己所必需
B. 医德修养为转变不良医风所必需
C. 医德修养为妥善处理医护人员关系所必需
D. 医德修养为妥善处理医患关系所必需
E. 医德修养为医务人员完善医德人格所必需

97. 不应作为医德修养意义根据的表述是
98. 医德修养的意义直接体现于

(99~100题共用备选答案)
A. 一倍以上三倍以下的罚款
B. 一倍以上五倍以下的罚款
C. 二倍以上三倍以下的罚款
D. 二倍以上五倍以下的罚款
E. 三倍以上五倍以下的罚款

99. 生产、销售劣药的,没收违法生产、销售的药品和违法所得,并处违法生产、销售药品货值金额
100. 生产、销售假药的,没收违法生产、销售的药品和违法所得,并处违法生产、销售药品货值金额

一、A 型题（单句型最佳选择题）

答题说明

以下每一道考题下面有 A、B、C、D、E 五个备选答案。请从中选择一个最佳答案。

1. 感冒病情较重者多为感受非时之邪,称为
   A. 伤风
   B. 重伤风
   C. 冒风
   D. 伤寒
   E. 中风

2. 下列哪一项不是鉴别风寒感冒与风热感冒的依据
   A. 恶寒发热孰轻孰重
   B. 咽喉肿痛与否
   C. 鼻塞流涕与否
   D. 口渴与不渴
   E. 舌苔黄与白,脉象浮数与浮紧

3. 虚喘之肾虚证治宜选用
   A. 生脉散合补肺汤
   B. 生脉散
   C. 补肺汤
   D. 玉屏风散
   E. 金匮肾气丸

4. 下列成痈期肺痈的主症中,哪一项是错误的
   A. 胸部疼痛
   B. 寒战壮热
   C. 咳嗽气急
   D. 咳吐脓血腥臭痰
   E. 舌苔黄腻,脉滑数

5. 结核菌素试验阳性常提示体内有
   A. 钙化灶
   B. 活动性病灶
   C. 软化灶
   D. 纤维硬结
   E. 良性肿瘤

6. 肺痨以潮热骨蒸为主症者,方选
   A. 小柴胡汤
   B. 补天大造丸
   C. 月华丸
   D. 参苓白术散
   E. 柴胡清骨散

7. 胸痹之疼痛以胸骨后或心前区发作性闷痛为主,一般不会呈现
   A. 灼痛
   B. 跳痛
   C. 绞痛
   D. 刺痛
   E. 隐痛

8. 最先提出"胃不和则卧不安"的著作是
   A.《伤寒论》
   B.《金匮要略》
   C.《黄帝内经》
   D.《景岳全书》
   E.《类证治裁》

9. 下列各项,不属不寐病机的是
   A. 胃中不和,痰热内扰
   B. 思虑劳倦,内伤心脾
   C. 心虚胆怯,心神不安
   D. 阴虚火旺,肝阳扰动
   E. 气郁痰结,阻闭神明

10. 老年人夜寐早醒而无虚烦之证的,多属气血不足,治宜
    A. 交泰丸
    B. 酸枣仁汤
    C. 安神定志丸
    D. 归脾汤

E. 养心汤

11. 下列各项,不属血厥实证特点的是
    A. 舌质暗红
    B. 突然昏仆
    C. 脉弦有力
    D. 面赤唇紫
    E. 头晕头痛

12. 阳虚感冒的治疗,宜首选
    A. 参苏饮
    B. 加减葳蕤汤
    C. 再造散
    D. 右归丸
    E. 麻黄附子细辛汤

13. 痫病在发作时应
    A. 立即鼻饲给药
    B. 可灌服安宫牛黄丸
    C. 静脉滴注生脉注射液
    D. 针刺或搐鼻以促苏醒,再投他药
    E. 宜补虚以治其本

14. 痴呆的辨证论治范围不包括
    A. 老年性痴呆
    B. 脑血管性痴呆
    C. 中老年性痴呆
    D. 混合痴呆
    E. 小儿先天性痴呆

15. 肺痿,症见咳嗽气逆、咽喉干燥不利、咳痰黏浊不爽者,方选
    A. 百合固金汤
    B. 补肺汤
    C. 沙参麦冬汤
    D. 麦门冬汤
    E. 六味地黄丸

16. 肺胀的辨证要点主要是
    A. 辨气血
    B. 辨寒热
    C. 辨表里
    D. 辨标本虚实、脏腑阴阳
    E. 辨病情缓急

17. 心悸,在辨证用药的同时,常配用下列哪一类药
    A. 补血药
    B. 养阴药
    C. 温阳药
    D. 安神药
    E. 重镇药

18. 入夜为甚的胸痹多属何证
    A. 气滞心胸证
    B. 心血瘀阻证
    C. 气阴两虚证
    D. 心肾阴虚证
    E. 寒凝心脉证

19. 真心痛,若见面色唇甲青紫,肢冷汗出,脉沉微欲绝,治疗应首选
    A. 参附注射液
    B. 参麦注射液
    C. 清开灵注射液
    D. 复方丹参注射液
    E. 蝮蛇抗栓酶注射液

20. 哪种证型的多寐多有颅脑外伤史
    A. 湿盛困脾证
    B. 阳气虚衰证
    C. 痰热扰心证
    D. 心气不足证
    E. 瘀血阻滞证

21. 痫证风痰闭阻证主方为
    A. 涤痰汤
    B. 定痫丸

C. 导痰汤
D. 镇肝息风汤
E. 风引汤

22. 对于所有厥证患者均应
   A. 用辛香开窍之品
   B. 活血化瘀
   C. 补气补血
   D. 注重饮食调养
   E. 严禁烟酒、辛辣香燥之品

23. 胃脘疼痛,遇寒则重,得温痛减,空腹易发,喜按,为何证
   A. 寒证
   B. 虚证
   C. 实寒证
   D. 虚寒证
   E. 气虚

24. 治疗瘀血停滞型胃脘痛的主方为
   A. 失笑散
   B. 丹参饮
   C. 失笑散合丹参饮
   D. 桃红四物汤
   E. 四物汤

25. 痞满与鼓胀的相同症状是
   A. 胀满之苦
   B. 外有胀大之形
   C. 触之无形
   D. 按之无痛
   E. 心下痞塞

26. 痞满痰湿中阻证治的主方是
   A. 二陈汤合平胃散加减
   B. 保和丸加减
   C. 泻心汤合连朴饮加减
   D. 越鞠丸合枳术丸加减
   E. 枳实消痞丸加减

27. 脾胃虚弱型呕吐,病程久,腰膝酸软,肢冷汗出,最佳治疗方剂是
   A. 香砂六君子汤
   B. 小半夏加茯苓汤
   C. 旋覆代赭汤
   D. 补中益气汤
   E. 理中汤加吴茱萸

28. 噎膈,若服药即吐、难于下咽,可在服药前先服用
   A. 黑锡丹
   B. 玉枢丹
   C. 苏合香丸
   D. 急救稀涎散
   E. 安宫牛黄丸

29. 吞咽梗塞而痛,水饮可下,食物难进,形体消瘦,肌肤枯燥,口燥咽干,便结,舌红干,脉弦细数。治宜选用
   A. 王氏连朴饮
   B. 沙参麦冬汤
   C. 温胆汤
   D. 五味消毒饮
   E. 五磨饮子

30. 呃逆声短促而不得续,伴口干咽燥,食后饱胀,大便干,舌红苔少而干,应辨证为
   A. 温热中阻证
   B. 胃火上逆证
   C. 津亏热结证
   D. 肝火犯胃证
   E. 胃阴不足证

31. 肝郁气滞型腹痛宜选方
   A. 柴胡疏肝散
   B. 半夏厚朴汤
   C. 大四七汤
   D. 金铃子散
   E. 香连丸

32. 泄泻主要是由哪个脏器功能失调造成的
    A. 肺
    B. 肝
    C. 脾
    D. 肾
    E. 心

33. 下痢赤白脓血,赤多,重用
    A. 补药
    B. 气药
    C. 理气药
    D. 血药
    E. 利尿药

34. 便秘的基本病机是
    A. 肠胃不和
    B. 肝气郁结
    C. 湿热下注
    D. 肺失开合
    E. 大肠传导失常

35. 胁肋胀痛、口干口黏、胸闷纳呆、小便黄赤、大便不爽、舌红苔黄腻者,宜选用
    A. 甘露消毒丹
    B. 三仁汤
    C. 大柴胡汤
    D. 小柴胡汤
    E. 龙胆泻肝汤

36. 下列哪项为诊断黄疸最重要的依据
    A. 目黄
    B. 身黄
    C. 爪甲上黄
    D. 齿垢黄
    E. 小便黄

37. 疫毒炽盛所致的急黄,宜选用
    A. 至宝丹
    B. 安宫牛黄丸
    C. 紫雪丹
    D. 犀角散
    E. 藿香正气散

38. 聚证的治疗原则是
    A. 消肿散结
    B. 豁痰散结
    C. 攻补兼施
    D. 行气散结
    E. 破气消肿

39. 下列选项对积与聚无鉴别意义的是
    A. 积属血,聚属气
    B. 积属脏病,聚属腑病
    C. 积的病程长,聚的病程短
    D. 积为固定不移,聚为聚散无常
    E. 积的病位在大腹,聚的病变部位在小腹

40. 鼓胀的病理性质总属
    A. 邪实脏虚
    B. 气阴两虚
    C. 真虚假实
    D. 本虚标实
    E. 表虚里实

41. 阴水,辨证属脾阳虚衰者,其治疗最佳选方是
    A. 温脾汤
    B. 春泽汤
    C. 苓桂术甘汤
    D. 实脾饮
    E. 附子理中丸

42. 外感头痛的病性为
    A. 属阴属寒
    B. 属阳属热
    C. 属表属实
    D. 属气属血
    E. 属痰属瘀

43. 头痛如裹,肢体困重,胸闷纳呆,大便或溏,苔白腻,脉濡,宜选用
   A. 羌活胜湿汤
   B. 平胃散
   C. 二陈汤
   D. 藿香正气散
   E. 三仁汤

44. 眩晕的病因病机,与下列哪项无关
   A. 痰湿中阻,升降不利
   B. 肝阳上亢,上扰清空
   C. 血瘀内停,闭阻清窍
   D. 气血亏虚,脑失所养
   E. 肾精不足,髓海空虚

45. 治疗气血亏虚之眩晕的主方是
   A. 炙甘草汤
   B. 归脾汤
   C. 加味四物汤
   D. 当归补血汤
   E. 人参养营汤

46. 和中风关系密切的脏腑是
   A. 心、肝、肾
   B. 心、脾、肝
   C. 脾、胃、肝
   D. 脾、肾、肝
   E. 心、肺、脾

47. 中风偏枯不用,肢软乏力,面色萎黄,或肢体麻木,舌淡紫或有瘀斑苔白,脉细涩或虚弱。治疗何方最佳
   A. 桃仁红花煎
   B. 天麻钩藤饮
   C. 当归四逆汤
   D. 黄芪桂枝五物汤
   E. 补阳还五汤

48. 下列哪项不是痿证的症状

   A. 神昏
   B. 四肢瘫痪
   C. 肌肉萎缩
   D. 筋惕肉瞤
   E. 双下肢瘫痪

49. 瘿病的基本病机是
   A. 痰火结于颈前
   B. 湿邪结于颈前
   C. 寒痰结于颈前
   D. 冷痰结于颈前
   E. 气滞、痰凝、血瘀壅结颈前

50. 肝阴不足而致胁痛的发病机制是
   A. 络脉失养
   B. 肝络不和
   C. 气阻络痹
   D. 胁络不畅
   E. 瘀血阻络

51. 急性肾小球肾炎脾肾亏虚、水气泛滥证的治法是
   A. 清热解毒,利湿消肿
   B. 健脾渗湿,通阳利水
   C. 散风清热,宣肺行水
   D. 益气扶正,利水消肿
   E. 补肺肾,益气阴

52. 淋证与癃闭的区别在于
   A. 排尿困难
   B. 血尿
   C. 砂石
   D. 小便量少于正常甚或无尿
   E. 小便混浊

53. 小蓟饮子可用于治疗
   A. 气淋
   B. 血淋
   C. 劳淋

D. 膏淋
E. 石淋

54. 治疗癃闭尿路阻塞证,应首选
   A. 桃红四物汤
   B. 失笑散
   C. 丹参饮
   D. 代抵当丸
   E. 血府逐瘀汤

55. 心悸,气短,劳则尤甚,神疲体倦,自汗,当选方
   A. 养心汤
   B. 七福饮
   C. 四物汤
   D. 保元汤
   E. 天王补心丹

56. "精气夺则虚"可视为虚证的提纲,该论出自于
   A.《黄帝内经》
   B.《金匮要略》
   C.《难经》
   D.《医宗必读》
   E.《诸病源候论》

57. 下列哪项不是癌病的辨证要点
   A. 辨病变脏腑
   B. 辨病邪性质
   C. 辨病程阶段
   D. 辨本虚标实
   E. 辨本症与并发症

58. 郁病发病的主要病机不包括
   A. 脾失健运
   B. 肾气亏虚
   C. 心失所养
   D. 肝失疏泄
   E. 脏腑阴阳气血失调

59. 紫斑的病位在
   A. 肌肉
   B. 血管
   C. 骨骼
   D. 筋膜
   E. 皮肤

60. 消渴的治疗原则为
   A. 以润其肺,兼清其胃
   B. 清热润燥,养阴生津
   C. 清热解毒,活血化瘀
   D. 宜滋其肾,兼补其肺
   E. 健脾益气,滋补肾阴

61. 补中益气汤适合用于内伤发热的证型为
   A. 气郁发热
   B. 气虚发热
   C. 血瘀发热
   D. 阴虚发热
   E. 阳虚发热

62. 虚劳病证辨证之纲是
   A. 气血
   B. 阴阳
   C. 气血阴阳
   D. 五脏虚候
   E. 阴阳虚实

63. 气滞血瘀型肝癌的治法是
   A. 疏肝健脾,活血化瘀
   B. 疏肝理气,活血化瘀
   C. 行气散瘀,疏肝健脾
   D. 行气活血,软坚散结
   E. 行气活血,化瘀消积

64. 与郁证发病关系最为密切的脏腑是
   A. 心
   B. 肝
   C. 脾

D. 肺
E. 肾

65. 《血证论》提出的治血四法是
A. 止血、活血、宁血、凉血
B. 止血、消瘀、活血、补血
C. 行血、消瘀、宁血、补血
D. 行血、活血、凉血、补血
E. 止血、消瘀、宁血、补血

66. 巢元方称遍历关节疼痛者为
A. 白虎病
B. 白虎历节
C. 痛风
D. 鹤膝风
E. 历节风

67. 痹证与痿证的鉴别要点,首先在于
A. 肢体活动情况
B. 有无肌肉萎缩
C. 痛与不痛
D. 有无外感
E. 关节肿与不肿

68. 下列哪项不是抽搐的中医病机
A. 热甚动风
B. 阴虚动风
C. 肝阳化风
D. 血虚生风
E. 外感风寒

69. 颤证气血亏虚证的代表方剂为
A. 补气运脾汤
B. 补髓丹
C. 补中益气汤或四君子汤送服天王补心丹
D. 八珍汤
E. 人参养荣汤

70. 以下哪项不符合休克的诊断标准
A. 脉细数,脉率 > 100 次/分
B. 意识异常
C. 收缩压 < 100mmHg
D. 四肢湿冷
E. 有诱发休克的病因

二、B 型题（标准配伍题）

答题说明

以下提供若干组考题,每组考题共用在考题前列出的 A、B、C、D、E 五个备选答案。请从中选择一个与问题关系最密切的答案。某个备选答案可能被选择一次、多次或不被选择。

(71～72 题共用备选答案)
A. 止嗽散
B. 杏苏散
C. 桑杏汤
D. 麻杏石甘汤
E. 清金化痰汤

71. 凉燥咳嗽宜选用
72. 风寒咳嗽宜选用

(73～74 题共用备选答案)
A. 清热解毒,化瘀排脓
B. 解表达邪,调和营卫
C. 发时治标,平时治本
D. 补虚培元,抗痨杀虫
E. 补虚泻实,标本兼治

73. 肺痨的治疗总则是
74. 肺痈的治疗总则是

(75～76 题共用备选答案)
A. 桑杏汤
B. 桑菊饮
C. 泻白散

D. 止嗽散
E. 桑白皮汤

75. 治疗痰热郁肺之喘证应选用
76. 治疗痰热郁肺之肺胀应选用

(77~78题共用备选答案)
A. 涤痰汤
B. 温胆汤
C. 平胃散
D. 血府逐瘀汤
E. 通窍活血汤

77. 多寐瘀血阻滞证代表方为
78. 多寐湿盛困脾证代表方为

(79~80题共用备选答案)
A. 二阴煎
B. 顺气导痰汤
C. 生铁落饮
D. 镇肝息风汤
E. 养心汤

79. 癫证痰气郁结证主方是
80. 狂证痰火扰神证主方是

(81~82题共用备选答案)
A. 七福饮
B. 归脾汤
C. 洗心汤
D. 通窍活血汤
E. 黄连解毒汤

81. 治疗髓海不足型痴呆的代表方为
82. 治疗痰浊蒙窍型痴呆的代表方为

(83~84题共用备选答案)
A. 五磨饮子
B. 四味回阳饮
C. 通瘀煎
D. 独参汤
E. 导痰汤

83. 治疗气厥实证的代表方是

84. 治疗血厥虚证的代表方是

(85~86题共用备选答案)
A. 良附丸
B. 保和丸
C. 柴胡疏肝散
D. 失笑散合丹参饮
E. 黄芪建中汤

85. 饮食停滞型胃痛,治宜选
86. 寒邪客胃型胃痛,治宜选

(87~88题共用备选答案)
A. 排便次数增多
B. 大便清稀如水而势急
C. 大便溏薄而势缓
D. 五更泻
E. 粪质完谷不化,甚至泻如水样

87. 古人将何表现称"泄"
88. 古人将何表现称"泻"

(89~90题共用备选答案)
A. 葛根芩连汤
B. 纯阳正气丸
C. 芍药汤
D. 胃苓汤
E. 白头翁汤

89. 湿热泄泻,治疗宜首选
90. 寒湿泄泻,缘于过食生冷所致者,宜选

(91~92题共用备选答案)
A. 麻黄连翘赤小豆汤
B. 茵陈蒿汤
C. 茵陈五苓散
D. 茵陈术附汤
E. 鳖甲煎丸

91. 治热重于湿型黄疸选
92. 治湿重于热型黄疸选

(93~94题共用备选答案)
A. 阳黄迁延失治
B. 素体脾阳不足
C. 过用利湿药
D. 重感外邪
E. 虫体阻滞

93. 阳黄转为阴黄的条件是
94. 阴黄转为阳黄的条件是

(95~96题共用备选答案)
A. 普济消毒饮
B. 一贯煎
C. 五味消毒饮
D. 明目地黄汤
E. 六味地黄汤

95. 治疗糖尿病并发痈疽,应首选
96. 治疗糖尿病并发雀盲,应首选

(97~98题共用备选答案)
A. 天麻钩藤饮
B. 小活络丹
C. 大秦艽汤
D. 玉真散
E. 消风散

97. 治疗风邪初中经络宜用
98. 治疗风寒湿痹宜用

(99~100题共用备选答案)
A. 有机磷杀虫农药中毒
B. 一氧化碳中毒
C. 氰化物中毒
D. 重金属中毒
E. 酒精中毒

99. 抑制细胞色素氧化酶活性见于
100. 抑制含巯基的酶活性见于

一、A型题（单句型最佳选择题）

答题说明

以下每一道考题下面有A、B、C、D、E五个备选答案。请从中选择一个最佳答案。

1. 患者汗出恶风,微劳尤甚,易于感冒,体倦乏力,面色少华,舌苔薄白,脉细弱。治疗应首选
   A. 黄芪汤
   B. 补肺汤
   C. 玉屏风散
   D. 桂枝汤
   E. 补中益气汤

2. 患者呼吸急促,喉中哮鸣有声,胸膈满闷,咳嗽痰少,形寒畏冷,舌苔白滑,脉弦紧。其治法是
   A. 温肺化痰,纳气平喘
   B. 温肺散寒,化痰平喘
   C. 温肺散寒,止咳化痰
   D. 温肺化痰,散寒解表
   E. 散寒温脾,化痰平喘

3. 患者,男,52岁。形体肥胖,呛咳阵作,喉中痰鸣气粗,胸高胁胀,痰黄质稠,烦闷不安,汗出面赤,舌红苔黄腻,脉弦滑。宜选用的治法是
   A. 温肺散寒,化痰平喘
   B. 清热宣肺,化痰定喘
   C. 补肺固卫
   D. 健脾化痰
   E. 补肾摄纳

4. 患者,女,33岁。咳喘息粗,烦躁胸满,痰黄难咳,口渴,舌红苔黄腻,脉滑数。方宜选
   A. 越婢加半夏汤
   B. 麻杏石甘汤
   C. 麻杏蒌石汤
   D. 桑白皮汤
   E. 射干麻黄汤

5. 患者干咳少痰,痰中带血,潮热盗汗,胸闷隐痛,身体逐渐消瘦,口燥咽干,舌红少苔,脉细数。其诊断是
   A. 肺痨
   B. 肺痿
   C. 咳血
   D. 虚劳
   E. 肺胀

6. 李某,男性,80岁。患者喘咳30余年,逐年加重,2天前出现神志恍惚,表情淡漠,谵妄,烦躁不安,撮空理线,嗜睡,甚则昏迷,咳逆喘促,咳痰不爽,舌暗红苔白腻,脉细滑数。其治疗应首选的方剂是
   A. 苏子降气汤
   B. 平喘固本汤
   C. 涤痰汤
   D. 真武汤
   E. 越婢加半夏汤

7. 张某,男性,46岁。2天前,患者突然出现喘急胸闷,咳嗽,咳痰稀薄而白,恶寒,头痛,无汗,舌苔薄白,脉象浮紧。其诊断是
   A. 风寒袭肺咳嗽
   B. 风寒壅肺喘证
   C. 饮犯胸肺饮证
   D. 虚寒型肺痿
   E. 冷哮哮病

8. 患者王某,男性,55岁。其于着凉后出现恶寒发热,无汗肢冷,倦怠嗜卧,舌淡苔白,脉沉无力,用辛温发表药后汗不出。应首选方剂是
   A. 败毒散
   B. 再造散

C. 参苏饮
D. 四逆汤
E. 桂枝汤

9. 张某,心悸,善惊易恐,坐卧不安,舌苔薄白,脉细弦。此属下列何证
   A. 心血不足证
   B. 心虚胆怯证
   C. 饮邪上犯证
   D. 心阴不足证
   E. 心阳衰弱证

10. 患者,女,56岁。反复发作胸痛2年,近日胸痛发作频繁,心痛彻背,感寒尤甚,伴心悸、气短,重则喘息不能平卧,四肢厥冷,舌苔白,脉沉细。其治疗方剂首选
    A. 真武汤
    B. 参附龙牡汤
    C. 乌头赤石脂丸合苏合香丸
    D. 瓜蒌薤白桂枝汤
    E. 瓜蒌薤白白酒汤

11. 患者,女,48岁。胸闷痛反复发作2年,近1周来加重。现症见胸闷如窒,气短喘促,肢体沉重,痰多,形体肥胖,苔浊腻,脉滑。其治法为
    A. 辛温通阳,开痹散寒
    B. 理气活血,通络止痛
    C. 通阳泄浊,豁痰开结
    D. 清热化痰,理气止痛
    E. 补益心脾,通阳止痛

12. 某女,25岁。2年前,患者因暴受惊恐出现心悸失眠,多方治疗不能根治。现病人心烦失眠,常被噩梦惊醒,醒后难于入睡,伴心悸气短,自汗,舌淡,脉细。首选方剂为
    A. 安神定志丸加减
    B. 安神定志丸合酸枣仁汤加减
    C. 归脾汤加减

D. 天王补心丹合朱砂安神丸加减
E. 六味地黄丸合交泰丸

13. 患者,女,26岁。既往有精神分裂症史。刻下见性情急躁易怒,胸闷胁胀,嘈杂吞酸,口干而苦,大便秘结,头痛,目赤,耳鸣,舌红苔黄,脉弦数。治疗方剂宜选
    A. 柴胡疏肝散合左金丸
    B. 丹栀逍遥散合左金丸
    C. 滋水清肝饮合左金丸
    D. 知柏地黄丸合左金丸
    E. 龙胆泻肝汤合左金丸

14. 患者,女性,27岁。其平素阴虚肝旺,易于恼怒,近日因家庭口角,怒气上逆,突然昏厥,四肢厥冷,呼之不应,呼吸气粗,舌淡苔白,脉沉弦。此为厥证,最佳治疗方剂宜选用
    A. 柴胡疏肝散
    B. 甘麦大枣汤
    C. 五磨饮子加味
    D. 顺气导痰汤
    E. 通瘀煎

15. 关某,女性,56岁。近2周来,患者常感心胸隐痛,时作时止,心悸气短,乏力,面色少华,头晕目眩,遇劳尤甚,舌偏红边有齿痕,脉结代。其首选方剂是生脉散合用
    A. 左归饮
    B. 参附汤
    C. 右归饮
    D. 人参养荣汤
    E. 瓜蒌薤白半夏汤

16. 患者杨某,女性,51岁。既往有冠心病病史。症见心痛如绞,手足厥冷,冷汗频出,心悸气短,苔薄白,脉微欲绝。其治疗应首选的方剂是
    A. 柴胡疏肝散

B. 右归饮
C. 当归四逆汤
D. 瓜蒌薤白半夏汤
E. 四逆加人参汤

17. 患者,男,50岁。胃脘疼痛反复发作10年,近2天因饮食生冷,胃脘疼痛加剧,疼痛隐隐,进食后缓解,喜抚按和温熨。治疗最佳方剂为
A. 大建中汤
B. 养胃汤
C. 化肝煎
D. 黄芪建中汤
E. 香砂六君子汤

18. 患者王某,男性,69岁。大便艰涩,排出困难,小便清长,面色白,四肢不温,喜热怕冷,腹中冷痛,舌淡苔白,脉沉迟。此属
A. 气秘
B. 冷秘
C. 热秘
D. 虚秘
E. 实秘

19. 患者,女,53岁。呕吐吞酸,嗳气频频,胸胁胀满,舌边红苔薄腻,脉弦。宜选何方治疗
A. 藿香正气散
B. 保和丸
C. 小半夏汤合苓桂术甘汤
D. 半夏厚朴汤合左金丸
E. 理中丸

20. 患者,男,34岁。腹痛拒按,脘腹胀满,痛则欲泻,泻则痛减,嗳腐吞酸,厌食,苔厚腻,脉滑。最适宜方剂为
A. 枳实导滞丸加减
B. 柴胡疏肝散加减
C. 越鞠丸加减

D. 保和丸加减
E. 良附丸合正气天香散

21. 患者大便时溏时泄,稍进油腻之物则大便次数增多,饮食减少,食后脘闷不舒,面色萎黄,肢倦乏力,舌淡苔白,脉细弱。应诊为何证
A. 肝郁泄泻
B. 脾虚泄泻
C. 肾虚泄泻
D. 暑湿泄泻
E. 寒湿泄泻

22. 患者,男,36岁。夜间受凉,当晚腹痛,里急后重,下痢赤白,白多赤少,伴恶寒发热,脘腹胀满,头身困重,舌苔薄腻,脉濡缓。最佳治疗方剂是
A. 不换金正气散
B. 新加香薷饮
C. 芍药汤
D. 藿香正气散
E. 荆防败毒散合香连丸

23. 患者,女,29岁。产后大便秘结难下,诊见心悸气短,头晕目眩,唇舌色淡,苔白,脉细。首选方剂为
A. 黄芪汤
B. 润肠丸
C. 济川煎
D. 当归补血汤
E. 枳实导滞丸

24. 高某,男,52岁。患肝病多年而不愈,近来腹大坚满,脘腹撑急难忍,烦热口苦,渴而不欲饮,小便短赤,大便溏垢,舌边尖红苔黄腻,脉弦数。此属何病证
A. 气滞湿阻型鼓胀
B. 寒湿困脾型鼓胀
C. 水湿浸渍型水肿

D. 湿热蕴结型鼓胀

E. 肝脾血瘀型鼓胀

25. 患者,男,30岁。外感风寒后出现颠顶部胀痛或刺痛,伴四肢厥冷,干呕,吐涎沫,呕吐后头痛减轻,苔白,脉弦。宜选用

A. 川芎茶调散

B. 葛根汤

C. 荆防败毒散

D. 半夏白术天麻汤

E. 吴茱萸汤

26. 患者,男性,既往有高血压病史。某日,该患突然出现口角㖞斜,语言不利,口角流涎,手足麻木,头晕目眩,肌肤不仁,苔薄白,脉沉数。治宜选用

A. 真方白丸子加减

B. 镇肝息风汤

C. 补阳还五汤

D. 羚羊角汤

E. 安宫牛黄丸

27. 患者,女性,1年前发现颈部肿大,质软不痛,但觉胀感,胸闷,喜叹息,情绪激动则颈部胀满加重,苔薄白,脉弦。治疗方法为

A. 清肝泻火,化痰消瘿

B. 理气舒郁,化痰消瘿

C. 理气活血,消瘿散结

D. 补益心肝,理气化痰

E. 滋阴降火,宁心柔肝

28. 患者面浮身肿,腰以下为甚,按之凹陷不起,心悸,气促,腰部冷痛酸重,尿量减少,四肢厥冷,怯寒神疲,面色白或灰滞,舌质淡胖,苔白,脉沉细或沉迟无力。此宜选方

A. 身痛逐瘀汤

B. 桃红四物合五苓散

C. 济生肾气丸合真武汤

D. 血府逐瘀汤

E. 真武汤

29. 患者水肿8年,未系统治疗,近日出现心悸,咳喘,不能平卧,小便不利,下肢水肿,畏寒肢冷,舌淡苔水滑,脉弦滑。其病机是

A. 心脾两虚,血不养心

B. 肺气不足,通调失司

C. 脾气虚弱,健运失司

D. 阳虚水泛,水气凌心

E. 心阳不足,心失温养

30. 患者初起恶寒发热,咽痛,眼睑水肿,小便不利,经治后,表虽解,但肿势未退,身重困倦,胸闷,纳呆,泛恶,苔白腻,脉沉缓。最佳选方是

A. 越婢加术汤

B. 猪苓汤

C. 五皮饮合胃苓汤

D. 苓桂术甘汤

E. 防己黄芪汤

31. 小便不甚赤涩,但淋沥不已,时作时止,遇劳即发,腰膝酸软,神疲乏力,病程缠绵,舌质淡,脉细弱。宜选方

A. 参苓白术散

B. 无比山药丸

C. 补中益气丸

D. 归脾汤

E. 七味都气丸

32. 湿热蕴结三焦,气化不利,小便量极少,或无尿,面色晦滞,胸闷烦躁,恶心呕吐,口中有尿臭味,甚则神昏、谵语。宜选方

A. 橘皮竹茹汤

B. 黄连温胆汤

C. 二陈汤

D. 平胃散

E. 藿香正气散

33. 王某,女,47岁。症见吐血缠绵不止,血色暗淡,神疲乏力,心悸气短,面色苍白,舌质淡,脉细弱。其证型是
   A. 脾肾不足
   B. 气阴两虚
   C. 阳微血脱
   D. 气虚血溢
   E. 肾虚不固

34. 便血紫暗,腹部隐痛,喜热饮,面色不华,神疲懒言,便溏,舌质淡,脉细。其选方是
   A. 槐角丸
   B. 黄土汤
   C. 归脾汤
   D. 六君子汤
   E. 补中益气汤

35. 吴某,男,39岁。患者因便血在某中医院诊治,诊断为便血肠道湿热证,近日出现口燥咽干、舌红少津、脉细数等症。应选用方剂是
   A. 槐角丸
   B. 清脏汤或脏连丸
   C. 地榆散
   D. 黄土汤
   E. 导赤散

36. 马某,男,52岁。症见寒热往来,咳嗽,痰少,气急,胸胁刺痛,呼吸转侧疼痛加重,心下痞硬,舌苔薄白,脉弦紧。其首选方剂是
   A. 甘遂半夏汤
   B. 柴枳半夏汤
   C. 小柴胡汤
   D. 十枣汤
   E. 香附旋覆花汤

37. 王某,男,56岁。症见身体沉重而疼痛,肢体微肿,无汗,恶寒,口不渴,咳喘,痰多白沫,苔白,脉弦紧。其首选方剂是
   A. 大青龙汤
   B. 小青龙汤
   C. 苓桂术甘汤
   D. 甘遂半夏汤
   E. 苓甘五味姜辛汤

38. 许某,男,50岁。症见多食易饥,口渴,尿多,形体消瘦,苔黄,脉滑实有力。其证型是
   A. 下消阴阳两虚
   B. 中消气阴亏虚
   C. 下消肾阴亏虚
   D. 中消胃热炽盛
   E. 上消肺热津伤

39. 孙某,女,38岁。低热1月余,时觉低热心烦,热势随情绪而起伏,精神抑郁,胁肋胀满,烦躁易怒,乳房胀痛,月经不调,口干而苦,舌红苔黄,脉弦数。其证型是
   A. 气郁发热
   B. 阴虚发热
   C. 血虚发热
   D. 气虚发热
   E. 血瘀发热

40. 闫某,男,57岁。病久体虚,近2日来心悸,自汗,神倦嗜卧,心胸憋闷疼痛,形寒肢冷,面色苍白,舌淡,脉沉迟。其治法是
   A. 养血安神
   B. 养心安神
   C. 交通心肾
   D. 益气温阳
   E. 益气养心

41. 患者烦渴多饮较甚,口干舌燥,小便频数,尿量较多,舌苔薄黄,脉洪数无力。治疗宜选
   A. 消渴方
   B. 二阴煎

C. 清肺饮
D. 二冬汤
E. 白虎汤

42. 患者心悸,胸闷气短,面色苍白,形寒肢冷,舌淡苔白,脉沉细无力。最佳选方为
    A. 保元汤
    B. 附子理中汤
    C. 苓桂术甘汤
    D. 右归丸
    E. 左归丸

43. 田某,女,39岁。恶风,发热,咽痛3日。现多处关节、肌肉酸楚疼痛,游走不定,屈伸不利,舌苔薄白,脉浮缓。其首选方剂是
    A. 防风汤
    B. 乌头汤
    C. 薏苡仁汤
    D. 白虎加桂枝汤
    E. 独活寄生汤

44. 董某,男,47岁,渔民。自诉肢体关节疼痛,反复发作10余年,加重1个月。症见多关节疼痛,屈伸不利,关节肿大,梭状变形,晨起僵硬,四肢肌肉萎缩,肘膝屈伸不利,疼痛夜间痛甚,遇寒加重,舌紫暗,脉弦涩。其证型是
    A. 痛痹
    B. 行痹
    C. 着痹
    D. 热痹
    E. 尪痹

45. 患者肢体关节疼痛较剧,痛有定处,得热痛减,遇寒痛增,疼痛局部皮色不红,触之不热,舌苔薄白,脉弦紧。治疗应首选
    A. 独活寄生汤
    B. 蠲痹汤
    C. 薏苡仁汤

D. 乌头汤
E. 白虎加桂枝汤

46. 患者,男,40岁。2天前,其被锈钉扎伤足底,当时流血少许,未作清洗,今下午3时许突然四肢抽搐,颈项强直,甚则角弓反张,伴神昏,喘促,舌苔腻,脉弦紧。脑电图检查正常。其证型是
    A. 热甚动风证
    B. 阴虚动风证
    C. 血虚生风证
    D. 风毒内袭证
    E. 肝阳化风证

47. 患者身热已退而见肢体软弱无力,肌肉瘦削,食欲减退,口干咽干较甚。宜选用
    A. 清燥救肺汤
    B. 玉女煎
    C. 胃苓汤
    D. 益胃汤
    E. 桑杏汤

48. 患者因为过劳而反复腰痛,静卧痛减,阴雨天加剧。1天前左侧腰疼剧烈,不能转侧,日轻夜重,痛处拒按,苔薄白腻,脉弦。治疗首选何方加减
    A. 身痛逐瘀汤
    B. 独活寄生汤
    C. 右归丸
    D. 肾着汤
    E. 青蛾丸

49. 某男,32岁。头胀痛,眩晕,心烦急躁易怒,胁痛,少寐多梦,舌红苔黄,脉弦数。治疗应首选方剂
    A. 柴胡疏肝散
    B. 天麻钩藤饮
    C. 黄连温胆汤
    D. 丹栀逍遥散

E. 当归芍药散

50. 患者,男性,45 岁。尿混浊反复发作 3 个月,尿如米泔水,伴尿道热涩疼痛、尿频、尿急、腰腹疼痛,舌红苔黄腻,脉濡数。应治以

A. 无比山药丸
B. 小蓟饮子
C. 膏淋汤
D. 萆薢分清饮
E. 八正散

二、A3/A4 型题

答题说明

以下提供若干个案例,每个案例下设若干考题。请根据各考题题干所提供的信息,在每题下面的 A、B、C、D、E 五个备选答案中选择一个最佳答案。

(51~54 题共用题干)

庞某,咳嗽气促,面赤,痰多质黏稠、色黄,咳吐不爽,痰有热腥味,胸胁胀满,咳时引痛,口干而黏欲饮,大便数日未行,舌红苔黄腻,脉滑数。

51. 本病例的病机为
    A. 热毒蕴肺,酿痰成痈
    B. 痰热壅肺,肺失肃降
    C. 风热犯肺,肺失肃降
    D. 风燥伤肺,肺失清润
    E. 痰浊伏肺,肺气郁闭

52. 本病例适宜下列哪种治法
    A. 祛风涤痰,降气平喘
    B. 清热化痰,宣肺平喘
    C. 清肺解毒,化瘀消痈
    D. 清热肃肺,豁痰止咳
    E. 疏风散热,清肺化痰

53. 本病例的适宜基础方是
    A. 麻杏甘石汤
    B. 桑白皮汤
    C. 苇茎汤
    D. 清金化痰汤
    E. 桑菊饮

54. 本病应用上方加下列哪组药为宜
    A. 沙参、天花粉、玉竹
    B. 干姜、细辛、白芥子
    C. 六一散、鲜荷叶
    D. 鱼腥草、冬瓜仁、薏苡仁
    E. 党参、白术、炙甘草

(55~57 题共用题干)

张某,咳喘短气,动则尤甚,咳声低弱,痰吐稀薄,自汗恶风,易感冒,舌淡红苔薄白,脉细弱。

55. 本病例辨证为
    A. 肺脾气虚证
    B. 肺气郁痹证
    C. 肺气虚耗证
    D. 肾不纳气证
    E. 肾阴不足证

56. 本病例的治法为
    A. 补肾纳气
    B. 双补肺脾
    C. 补肺益气
    D. 滋阴补肾
    E. 开郁降气

57. 本病例宜选方是
    A. 金匮肾气丸加五味子、诃子、麦冬
    B. 生脉散加紫菀、款冬花、苏子
    C. 沙参麦冬汤加党参、五味子、山萸肉
    D. 六味地黄汤加附子、肉桂、山萸肉
    E. 五磨饮子加苏子、代赭石、杏仁

(58~62题共用题干)

某女,69岁。其素有脑动脉硬化病史,近半年逐渐出现善忘、反应迟钝、表情呆滞,有时痛哭不自止,有时大笑不能自控。近3天,患者终日不语,不思饮食。症见体胖,口流涎沫,舌淡苔白腻,脉滑。

58. 其辨病、辨证为
   A. 癫证、痰气郁结证
   B. 癫证、心脾两虚证
   C. 痴呆、髓海空虚证
   D. 痴呆、脾肾两虚证
   E. 痴呆、痰浊蒙窍证

59. 治法为
   A. 补肾益髓、填精养神
   B. 补肾健脾、益气生精
   C. 豁痰开窍、健脾化浊
   D. 理气解郁、化痰醒神
   E. 通阳泄浊、豁痰宣痹

60. 首选方剂为
   A. 温胆汤加减
   B. 涤痰汤加减
   C. 还少丹加减
   D. 逍遥散合顺气导痰汤加减
   E. 七福饮加减

61. 若病人舌红苔黄腻,脉滑数,则应
   A. 改用温胆汤
   B. 改用龙胆泻肝汤
   C. 改用黄连温胆汤
   D. 改制南星为胆南星加瓜蒌、栀子、天竺黄等
   E. 加黄柏、栀子、龙胆

62. 若病人兼眩晕、嗜睡、肢体麻木阵作,脉弦滑,应
   A. 改用天麻钩藤饮加减
   B. 改用镇肝息风汤加减
   C. 改用半夏白术天麻汤加减
   D. 加龙骨、牡蛎、地龙
   E. 加地龙、桃仁、红花

(63~64题共用题干)

某男,70岁。患者近半年来睡眠时间明显延长,神昏,倦怠嗜卧,言语謇涩含糊,伴畏寒肢冷,健忘,舌淡苔薄白,脉沉无力。

63. 其治法为
   A. 健脾益气
   B. 活血通络
   C. 益气养血
   D. 益气温阳
   E. 燥湿健脾

64. 其宜用何方
   A. 四君子汤
   B. 八珍汤
   C. 香砂六君子汤
   D. 肾气丸
   E. 附子理中汤合人参益气汤

(65~66题共用题干)

某男,55岁。遇事善忘,伴心悸胸闷,言语迟缓,反应不灵敏,表情呆滞,唇暗,舌有3~4个瘀点,脉细涩。

65. 其辨证为证
   A. 血瘀痹阻证
   B. 肾精亏耗证
   C. 心脾不足证
   D. 痰浊扰心证
   E. 痰热瘀结证

66. 治法为
   A. 豁痰化瘀
   B. 化痰宁心
   C. 活血化瘀
   D. 填精补髓
   E. 补益心脾

(67~68题共用题干)

某女,28岁。胃脘部灼热疼痛而痞闷,口苦,渴不思饮,不欲饮食,恶心呕吐,尿黄赤,舌红苔黄腻,脉滑数。

67. 其辨证为

A. 痰饮内阻证
B. 饮食伤胃证
C. 湿热中阻证
D. 肝气犯胃证
E. 胃阴不足证

68. 宜选何方
A. 平胃散加减
B. 二陈汤加减
C. 清中汤加减
D. 枳实导滞丸加减
E. 茵陈蒿汤加减

(69~73题共用题干)

某男,38岁。脘腹痞闷而胀,进食尤甚,拒按,嗳腐吞酸,伴恶心呕吐,腹泻味臭,苔厚腻,脉滑。

69. 其治法为
A. 消食和胃,理气止痛
B. 消食导滞,健脾止呕
C. 消食和胃,行气除满
D. 除湿化痰,理气和中
E. 清热化湿,和胃消痞

70. 首选何方治疗
A. 益胃汤加减
B. 二陈平胃散加减
C. 保和丸加减
D. 泻心汤合连朴饮加减
E. 越鞠丸合枳术丸加减

71. 若脘腹胀满,宜加何药
A. 大黄、枳实、厚朴
B. 鸡内金、麦芽、谷芽
C. 木香、陈皮、青皮
D. 枳实、厚朴、槟榔
E. 沉香、青皮、大枣

72. 若食积化热,大便秘结,宜加
A. 润肠丸
B. 增液汤
C. 火麻仁、郁李仁
D. 大黄、枳实

E. 当归、肉苁蓉

73. 若日久兼脾虚便溏,宜加
A. 党参、黄芪
B. 诃子、赤石脂
C. 藿香、佩兰
D. 白术、扁豆
E. 改用参苓白术散

(74~76题共用题干)

吴某,男,36岁。黄疸迁延日久,久治无效,症见身目俱黄,黄色晦暗,食少纳呆,脘闷腹胀,大便不实,神疲畏寒,口淡不渴,舌淡苔白腻,脉濡缓。

74. 辨证属于
A. 湿热并重型黄疸
B. 寒湿阻遏型黄疸
C. 脾亏血虚型黄疸
D. 胆道阻滞型黄疸
E. 热毒炽盛型黄疸

75. 治法宜用
A. 清热利湿,佐以通便
B. 利湿化浊,佐以清热
C. 健脾和胃,温化寒湿
D. 调理脾胃,益气补血
E. 疏肝理脾,调气解郁

76. 最佳治疗方剂是
A. 茵陈蒿汤
B. 茵陈五苓散
C. 茵陈术附汤
D. 黄芪建中汤
E. 小建中汤

(77~79题共用题干)

夏某,男,38岁。症见腹中积块,胀满疼痛,按之软而不坚,固定不移,舌苔薄白,脉弦。

77. 最佳选方是
A. 六磨汤
B. 逍遥散
C. 膈下逐瘀汤

D. 少腹逐瘀汤
E. 金铃子散合失笑散

78. 若患者兼见恶寒发热,头身酸痛,舌苔白腻,脉浮弦大。治疗应予
   A. 失笑散
   B. 逍遥散
   C. 五积散
   D. 柴胡疏肝散
   E. 麻黄汤

79. 若积块坚硬疼痛逐渐加剧,面色萎黄,消瘦脱形,饮食大减,舌质淡紫无苔,脉细数或弦细。治疗应用
   A. 八珍汤
   B. 化积丸
   C. 膈下逐瘀汤
   D. 八珍汤合化积丸
   E. 膈下逐瘀汤合八珍汤

(80~83题共用题干)

吕某,男,57岁。患者有慢性肝炎病史5年,近日腹大胀急,按之如囊裹水,右胁胀痛,食少,便溏,双下肢水肿,神困倦怠,怯寒懒动,舌苔白腻,脉缓。

80. 其诊断为
   A. 胁痛
   B. 积聚
   C. 鼓胀
   D. 痞满
   E. 水肿

81. 其治法为
   A. 活血化瘀,利水消肿
   B. 温中健脾,行气利水
   C. 疏肝理气,攻下逐水
   D. 化痰理气,运脾利湿
   E. 疏肝健脾,化气行水

82. 其选方是
   A. 逍遥散
   B. 柴胡疏肝散
   C. 二陈汤
   D. 实脾饮
   E. 五苓散

83. 若水肿较甚,小便短少,可加
   A. 肉桂、猪苓、车前子
   B. 泽泻、黄芪、木香
   C. 泽兰、白茅根、益母草
   D. 滑石、葶苈子、防己
   E. 白术、苍术、藿香

(84~86题共用题干)

贺某,男,45岁。患者平素嗜酒10余年,每日饮酒8两,近半月来腹大坚满,脉络怒张,胁腹刺痛,面色暗黑,面、颈、胸、臂有多个血痣,呈丝纹状,手掌赤痕,口渴不欲饮,舌质紫红,脉细涩。

84. 此证属于
   A. 气滞湿阻型鼓胀
   B. 寒湿困脾型鼓胀
   C. 湿热蕴结型鼓胀
   D. 肝脾血瘀型鼓胀
   E. 肝肾阴虚型鼓胀

85. 治法宜选
   A. 疏肝理气,行湿散满
   B. 温中健脾,行气利水
   C. 清热利湿,攻下逐水
   D. 活血化瘀,化气利水
   E. 温补脾肾,化气利水

86. 最佳治疗方剂为
   A. 代抵当汤
   B. 调营饮
   C. 抵当汤
   D. 膈下逐瘀汤
   E. 中满分消丸

(87~90题共用题干)

王某,男,35岁。因生气导致小便涩痛,淋沥不畅,小腹胀满疼痛,苔薄白,脉沉弦。

87. 其诊断为
   A. 劳淋

B. 气淋
C. 石淋
D. 热淋
E. 血淋

88. 其治法是
A. 益气利尿
B. 行气疏导,利尿通淋
C. 清热利湿,排石通淋
D. 清热利湿通淋
E. 清热凉血通淋

89. 病情日久仍有尿时涩滞,小腹坠胀,尿有余沥,属于
A. 劳淋
B. 气淋虚证
C. 石淋虚证
D. 热淋虚证
E. 血淋虚证

90. 可选方
A. 无比山药丸
B. 补中益气汤
C. 六味地黄丸
D. 左归丸
E. 右归丸

(91~93题共用题干)
患者,女性,55岁。咳嗽,咳痰,痰少带血,反复发作4年。血色鲜红,口干咽燥,两颧潮红,盗汗,舌红脉细数。患者无肺结核病。

91. 其证型为
A. 肝火犯肺证
B. 燥热伤肺证
C. 胃火炽盛证
D. 阴虚火旺证
E. 阴虚肺热证

92. 病机为
A. 木火刑金,肺失清肃,肺络受伤
B. 燥热伤肺,肺失清肃,肺络受伤
C. 虚火灼肺,肺失清肃,肺络受伤
D. 胃火炽盛,伤及肺络

E. 虚火内炽,灼伤肺络

93. 治法为
A. 滋阴降火,宁络止血
B. 清肝泻火,凉血止血
C. 滋阴润肺,宁络止血
D. 清胃泻火,凉血止血
E. 清热润肺,宁络止血

(94~95题共用题干)
患者,女性,45岁。关节疼痛反复发作3年,体型偏瘦,双膝关节红肿热痛,刻下症见膝关节灼热红肿,痛如刀割,筋脉抽掣,入夜更甚,壮热烦渴,舌红少津,脉弦数。

94. 辨证应为
A. 风湿热邪阻闭经络关节
B. 风寒湿邪化热内闭
C. 痰瘀痹阻关节
D. 热痹化火伤津
E. 瘀血阻络

95. 治以
A. 宣痹汤
B. 白虎桂枝汤
C. 犀角散加味
D. 蠲痹汤
E. 八珍汤

(96~100题共用题干)
华某,男,11岁。昨日淋雨后出现头痛,恶寒发热,项背强直,肢体酸重,苔白腻,脉浮紧。

96. 此证属
A. 邪壅经络证
B. 热甚发痉证
C. 阴血亏虚证
D. 肝肾阴虚证
E. 气虚络瘀证

97. 治法宜选
A. 祛风散寒,和营燥湿
B. 泄热存津,养阴增液

C. 滋阴养血
D. 滋补肝肾
E. 活血化瘀

98. 如风邪偏盛,症见项背强直,发热不恶寒,头痛汗出,苔薄白,脉沉细。病属柔痉。治宜
    A. 和营养津
    B. 疏散风邪
    C. 调和营卫
    D. 养阴生津
    E. 解表散寒

99. 如为柔痉,方药宜选
    A. 桂枝汤

B. 麻黄汤
C. 瓜蒌桂枝汤
D. 防风通圣丸
E. 柴葛解肌汤

100. 若患者身热,筋脉拘急,胸脘痞闷,渴不欲饮,小便短赤,苔黄腻,脉滑数。此为湿热入络,治宜清热化湿、疏通经络,方用
    A. 藿香正气散
    B. 三仁汤
    C. 甘露消毒丹
    D. 温胆汤
    E. 小陷胸汤

参考答案

基础知识

1. D	2. C	3. B	4. C	5. E	6. B	7. B	8. D	9. A	10. A
11. A	12. C	13. E	14. D	15. B	16. B	17. E	18. C	19. B	20. C
21. C	22. E	23. B	24. B	25. C	26. D	27. B	28. B	29. A	30. C
31. D	32. C	33. B	34. E	35. E	36. E	37. B	38. B	39. B	40. A
41. A	42. E	43. D	44. A	45. C	46. C	47. B	48. A	49. E	50. C
51. C	52. D	53. C	54. B	55. C	56. B	57. E	58. B	59. B	60. A
61. B	62. B	63. D	64. C	65. B	66. C	67. A	68. C	69. A	70. C
71. B	72. C	73. C	74. C	75. C	76. E	77. A	78. B	79. C	80. B
81. A	82. C	83. A	84. B	85. A	86. B	87. D	88. A	89. C	90. E
91. E	92. A	93. B	94. A	95. D	96. E	97. E	98. C	99. A	100. C

相关专业知识

1. C	2. B	3. D	4. E	5. A	6. D	7. E	8. B	9. C	10. C
11. B	12. B	13. D	14. B	15. B	16. B	17. D	18. B	19. A	20. E
21. D	22. A	23. D	24. E	25. D	26. C	27. D	28. C	29. C	30. A
31. C	32. E	33. C	34. B	35. D	36. D	37. B	38. B	39. D	40. D
41. A	42. E	43. B	44. C	45. E	46. C	47. B	48. E	49. E	50. A
51. A	52. B	53. C	54. D	55. D	56. C	57. E	58. C	59. C	60. C
61. E	62. D	63. D	64. B	65. C	66. D	67. D	68. D	69. C	70. B
71. D	72. A	73. E	74. C	75. A	76. D	77. C	78. E	79. C	80. A
81. D	82. E	83. C	84. D	85. B	86. A	87. A	88. B	89. A	90. C
91. C	92. E	93. B	94. D	95. A	96. C	97. A	98. E	99. A	100. D

专业知识

1. B	2. C	3. E	4. D	5. B	6. E	7. B	8. C	9. E	10. D
11. E	12. C	13. D	14. E	15. D	16. D	17. D	18. B	19. A	20. E
21. B	22. E	23. D	24. C	25. A	26. A	27. E	28. B	29. B	30. E
31. A	32. C	33. D	34. E	35. E	36. A	37. D	38. D	39. E	40. D
41. D	42. C	43. A	44. C	45. B	46. A	47. E	48. A	49. E	50. A
51. D	52. D	53. B	54. D	55. B	56. A	57. E	58. D	59. E	60. B
61. B	62. C	63. E	64. B	65. E	66. E	67. C	68. E	69. E	70. C
71. B	72. A	73. D	74. A	75. E	76. E	77. E	78. C	79. B	80. C
81. A	82. C	83. A	84. D	85. B	86. A	87. C	88. B	89. A	90. B
91. B	92. C	93. A	94. D	95. C	96. D	97. C	98. B	99. C	100. D

专业实践能力

1. B	2. B	3. B	4. D	5. A	6. C	7. B	8. B	9. B	10. E
11. C	12. B	13. B	14. C	15. D	16. E	17. D	18. B	19. D	20. A
21. B	22. A	23. B	24. D	25. E	26. A	27. B	28. C	29. D	30. C
31. B	32. B	33. D	34. B	35. B	36. B	37. D	38. D	39. A	40. D
41. D	42. A	43. A	44. D	45. D	46. D	47. D	48. A	49. B	50. D
51. B	52. D	53. D	54. D	55. C	56. C	57. B	58. E	59. C	60. B
61. D	62. C	63. D	64. E	65. A	66. C	67. C	68. C	69. C	70. C
71. D	72. D	73. D	74. B	75. C	76. C	77. E	78. C	79. D	80. C
81. B	82. D	83. A	84. D	85. D	86. B	87. B	88. B	89. B	90. B
91. E	92. C	93. C	94. D	95. C	96. A	97. A	98. A	99. C	100. B